Yoga ein Pilgerweg zu mir

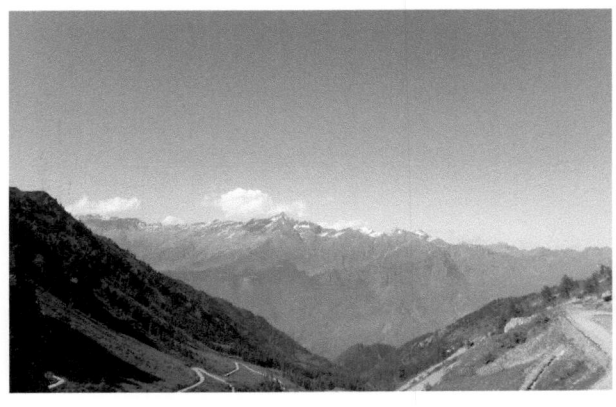

Für Sandra und Claudia

Ute Frank

Yoga

ein Pilgerweg zu mir

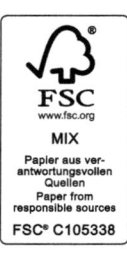

Bibliografische Information der Deutschen Nationalbibliothek:
Die Deutsche Nationalbibliothek verzeichnet diese Publikation in der Deutschen Nationalbibliografie; detaillierte bibliografische Daten sind im Internet über http://dnb.dnb.de abrufbar.

© 2016 Ute Frank, 2. Auflage
Illustration: Fotolia, Ute Frank
weitere Mitwirkende: Charlotte Frank

Herstellung und Verlag: BoD – Books on Demand, Norderstedt

ISBN: 978-3-743128446

Inhaltsverzeichnis

Vorwort..11
Einleitung..16
Ausgangspunkt: Wo stehe ich?...............................23
Teil I..36
Die acht Glieder des Patanjali - Hilfsmittel auf dem Weg..36
Yama, unsere Haltung gegenüber der Umgebung
....45
   1. Gewaltlosigkeit (Ahimsa):.............................45
   2. Wahrhaftigkeit (Satya):................................52
   3. Rechtschaffenheit (Asteya):.........................55
   4. Weisheit (Brahmacharya):............................56
   5. Neidlosigkeit (Aparigraha):..........................59
Nyama, unsere Haltung gegenüber uns selbst....61
   6. Reinigung (Saucha):.....................................61
   7. Zufriedenheit (Santosha)............................64
   8. Zielstrebigkeit (Tapas): 66
   9. Selbststudium (Swadhyaya): 70
   10. Hingabe..74
Der Körper...78
   Stressoren (Stressauslöser, Stressfaktoren) . .81
   Stressreaktion:..83
   Die körperliche Stressantwort – Vorbereitung zur Flucht..85
   Persönliche Stressverstärker..........................89
   Stressmanagement – Stress bewältigen.........91
   versuchen die Stressoren zu minimieren........92

Nimm Dir Zeit für Dich!.................................95
1. Gesichtsmassage......................................108
2. Handmassage..110
Wo stehe ich gerade?.....................................130
Atem - Pranayama..134
Pratyahara - zurückziehen der Sinne................153
   Was ist Pratyahara nun genau?....................154
   Achtsames genießen - Eine Erfahrung für die Sinne!...164
Dharana – die Konzentration...........................166
Dhyana, die Meditation..................................172
   Der Geist als unsere „Software"...................173
   Wie lang sollte eine Meditation dauern?.....180
   Mediationsübungen....................................181
     Eine Meditation zum Tagesbeginn..........183
     Meditation für die Sinne........................184
     Meditation: Dein Leben als Film.............185
     Bekannte Meditationen des Yoga:..........186
Das Ziel...212
Teil II..214
Wer ist dieses "Ich"?.....................................214
   Was sind Ziele?..219
   Was sind meine Ziele?................................220
   Rollen...224
   Arbeit...225
     Meine Erfahrungen:...............................229
   Ängste – Hindernisse auf dem Weg.............230
   Wofür brennst Du?....................................233
Was uns hindert unser volles Potenzial zu leben - Glaubenssätze und Verhaltensmuster..............236
   Glaubenssätze...237
   Gewohnheiten 242

Wie Gewohnheiten entstehen 242
Worauf es beim Verändern von
Gewohnheiten ankommt 245
Gewohnheiten ändern? 247
Der Veränderungsprozess 250
Welche Gewohnheiten möchtest Du
ändern? 252
Günstiges und ungünstiges Denken 260
Wie Gefühle entstehen - das ABC der Gefühle .. 272
Ruhepunkte - Was gibt mir Kraft um
durchzuhalten? 281
Ruhe und Kraft durch mehr Lebensfreude .. 283
Epilog 290
Meine Autobiografie: 293
Literaturverzeichnis / weiterführende Literatur 294
Glossar: 296
Über das Buch: 298
Weitere Bücher der Autorin Ute Frank: 299

Prolog

Wenn es uns Menschen gelingt unsere inneren Widersprüche in Einklang zu bringen, sind wir nicht nur in Harmonie mit uns selbst, sondern auch mit unserer Umwelt. Auf diese Art kann jeder einen kleinen Beitrag leisten, die Welt besser und lebenswerter zu machen. Das vorliegende Buch möchte mit den Mitteln des Yoga dazu anregen, diesen Anteil in sich zu kreieren. In sich die innere Ordnung und Harmonie zu finden, um dadurch in der eigenen Kraft zu leben. Beginnen möchte ich mit einer kleinen Geschichte zum schmunzeln, die dies anschaulich verdeutlicht:

Ein Kind wollte mit seinem Vater spielen. Da der Vater gerade keine Zeit und Lust zum Spielen hatte, kam ihm eine Idee, um das Kind zu beschäftigen.

In einer Zeitung fand er eine detailreiche Abbildung der Erde. Er riss das Blatt mit der Weltkugel aus der Zeitung und zerschnitt es in viele kleine Einzelteile. Das Kind, welches Puzzles liebte, machte sich sofort ans Werk und der Vater zog sich zufrieden zurück.

Aber schon nach kurzer Zeit kam das Kind mit dem vollständigen Welt-Bild. Der Vater war verblüfft und wollte wissen, wie es möglich war, in so kurzer Zeit die Einzelteile zu ordnen.

"Das war ganz einfach!", antwortete das Kind stolz. "Auf der Rückseite des Blattes war ein Mensch abgebildet. Mit diesem habe ich begonnen. Als der Mensch in Ordnung war, war es auch die Welt."

(Autor unbekannt)

Dies ist die zweite Auflage meines 2014 veröffentlichten Erstlingswerk. Es ist etwas gestraffter, die Quelltexte wurden überarbeitet und die Form leicht verändert, damit dieses Buch nun endlich auch als Ebook erscheinen kann. Zudem habe ich für mich festgestellt, dass man diesen Pilgerweg mehrfach gehen kann und er sich dabei verändert, obwohl die gleichen Mittel zur Verfügung stehen.

Verändert hat sich auch, dass ich meinen Dank nun an erste Stelle setze. Denn Dankbarkeit ist ein Schlüssel zum Erfolg und deshalb ein wichtiger Faktor zu einem zufriedenen Leben.

Ich danke meiner Familie, meinen Freundinnen und Freunden und meinen Lehrern. Damit meine ich all diejenigen, welche einen Beitrag geleistet haben, der mir half mich zu entwickeln. Um die zu werden, die ich bin. Besonders danken möchte ich zudem dem Schönen und Guten in meinem Leben. Und für jeden Tag, an dem ich gesund bin und aufstehen darf um das Leben zu genießen.

Vorwort

*Wenn ein Mensch sich von zu Hause
auf eine Reise begibt und immer weitergeht,
kommt er eines Tages an seine eigene Tür
zurück.*
(John Manderville)

Pilgern – dies ist nach wie vor ein Zauberwort unserer Zeit. Viele machen sich auf den Weg um letztendlich zu sich selbst zu finden. In seinem Ursprung ist das Wort „pilgern" vom lateinischen „pereginor" abgeleitet. Dies bedeutet soviel wie: In der Fremde das Heil suchen. Hierbei ist die Vielfalt der Wege und Länder schier unerschöpflich. Was aber, wenn man seine Heimat aus beruflichen oder familiären Gründen nicht für eine gewisse Zeit verlassen kann? Wie wäre es, wenn man seinen persönlichen Pilgerweg statt in der Fremde direkt bei sich vor der Haustür findet? Um zu seiner wahren Heimat zurückzukehren? So wie dies in der folgenden Geschichte zu lesen ist:

Die Suche nach dem Glück

Zwei Mönche lasen in einem alten Buch, es gebe einen Ort auf dieser Welt, wo Himmel und Erde einander berühren. Sie lasen weiter: Wer diesen Ort finde, der habe das Glück seines Lebens *gefunden. Da machten sie sich auf, diesen Ort zu suchen. Der Weg schien ungeheuer weit. Sie nahmen große Anstrengungen auf sich und konnten lange nicht finden, was sie suchten. Eine Tür sei dort, hatten sie gelesen, man brauche nur zu klopfen und einzutreten.*

Endlich fanden sie doch, was sie suchten. Sie standen vor der Tür und klopften an. Bebenden Herzens traten sie ein. Und als sie aufschauten, standen sie zu Hause in ihrer Klosterzelle.

(Unbekannt)

Die Idee zu diesem Buch entstand genau aus diesen Überlegungen heraus. Die jahrtausendalte Tradition des Yoga als Beförderungsmittel, bzw. Pilgerstab zu nehmen und dadurch mein Glück in mir zu finden. Wieder lernen im Gewöhnlichen das Besondere zu sehen und irgendwann wieder bei mir anzukommen. Mit dem Gefühl ganz zu sein - zu leben.

Ein Pilgerweg hat in seinem Ursprung einen religiösen Hintergrund. Yoga hingegen ist keine Religion. Dennoch kann es uns dazu führen spiritueller oder religiöser zu werden, da wir erkennen, dass es weit mehr gibt, als das, was wir mit den Augen sehen können.

Mein Auslöser vor mittlerweile zwei Jahren diesen Pilgerweg zu gehen, war mein persönlicher Zusammenbruch. Ich fühlte mich am Ende meiner Kräfte, überfordert vom Alltag mit drei Kindern. Ein klassischer "Burnout*", der mir die Chance bot zu wachsen und gestärkt wieder aufzustehen.

(*Hierbei handelt es sich um eine Zusammenfassung verschiedener Symptome, die es zu behandeln gilt. Hintergrund ist unter anderem, dass zwischen 40 und 50 Jahren viele Menschen völlig unvorbereitet in solch eine Krise geraten. Man hat sein Zenit erreicht, die Energie nimmt bereits wieder ab, während die Anforderungen im Leben weiter ansteigen. Die „Energieschere" geht immer weiter auseinander und Erschöpfung macht sich breit.)

Da ich nicht einfach alles hinter mir lassen wollte, versuchte ich einen Weg mit Yoga zu finden, was mir gerade in dieser Zeit wieder zu einem besonderen Geschenk wurde. Ich habe viele Bücher zu diesem und anderen Themen gelesen, recherchiert was ich tun kann. Alles floss in dieses Werk hinein. Deshalb wünsche ich mir, dass dieses Buch auch Deinen Weg erleichtert, als „Reiseführer" dient. Das Thema selbst ist allerdings sehr umfangreich und so erhebt dieses Buch keinen Anspruch auf Vollständigkeit.

Ich versuche die Dinge mit meinen Worten einfach zu erklären, gebe aber im Anhang einige Literatur-Vorschläge zur Vertiefung, sollte Dir das eine oder andere Thema besonders am Herzen liegen.

Wenn Du in einer ähnlichen Lage bist wie ich, empfehle ich Dir unbedingt zusätzlich auch therapeutische Hilfe in Anspruch zu nehmen. Es ist sehr schwer, diese Situation anzunehmen und allein zu verändern. Das Buch will Hilfe anbieten und mit Geschichten und Zitaten Inspiration geben. Unterstützend und begleitend. Als Mittel jedoch nicht „All-Heil-Mittel".

Yoga ist ein Erfahrungsweg. Man fühlt und spürt die Veränderung. Wie bei anderen Ratgebern und Selbsthilfebücher auch, so ist hier ebenfalls die Praxis entscheidend. Es nützt leider nichts, dieses Buch nur zu lesen. Veränderung erreicht man nur durch tun. Zudem ist dies kein reines Yogabuch, denn hier im Westen ist es durchaus üblich, sich Anleihen aus anderen Traditionen zu holen. Ich nutze deshalb meine Kenntnisse aus dem Wellnessbereich ebenso wie ich mich an die klassischen Überlieferungen aus Indien halte, ohne die ursprüngliche Lehre dabei zu verfälschen.

Es ist ein Pilgerweg, der einladen möchte ausprobiert zu werden. Auch wenn der Ausgangspunkt ein anderer sein wird wie meiner, die Reise anders verläuft, die Stationen anders sind, das Ziel wird das gleiche sein.

> Yoga das ist immer ein Weg hin zu Dir
> Vera Nietsch, Yogalehrerin

So werden wir diesen Weg gemeinsam und doch getrennt voneinander gehen. Deshalb schreibe ich in der persönlicheren "Wir"-Form und erlaube mir bei vielen Übungen auch ein ganz vertrauliches "Du".

Es ist sicher kein Weg, der in einer Woche gegangen werden kann. Er braucht Zeit und es bedarf vieler kleiner Schritte. Zudem gibt es leider keine Abkürzung um schnellstmöglich bei sich Selbst anzukommen. Sicherlich mag es dennoch Leser geben, die schneller und leichter Veränderungen erleben als ich selbst.

Am wichtigsten ist es in jedem Fall zu beginnen. In diesem Sinne wünsche ich viel Vergnügen und Erfolg auf der Reise.

Herzlichst
Ute Frank

Dahin, wo Deine Aufmerksamkeit geht,
fließt die Energie
(Yoga Weisheit)

Einleitung

*"Wenn Du etwas wissen willst, lies darüber,
wenn Du etwas lernen willst, studiere es,
wenn Du etwas meistern willst, lehre es."*
Yogi Bhajan

Bevor wir unsere Reise beginnen, möchte ich zu Anfang erzählen wie ich zum Yoga kam:

Yoga?!

Yoga? Fassungslos starrte ich den Telefonhörer an. Ja, Yoga!, schallte es bekräftigend daraus hervor. Was dachte sich meine beste Freundin wohl dabei? Yoga, das ist doch nichts für mich, erklärte ich ihr, während vor meinem geistigen Auge ein Szenario von Menschen in organgefarbenen Gewändern, umgeben von dem Dunst esoterischer Räucherstäbchen emporzog. "Warum probierst Du es nicht wenigstens einmal aus?" Fragte sie mich.

Ja, warum eigentlich nicht? Darauf blieb ich ihr die Antwort erst einmal schuldig. Im Geiste hatte ich bereits eine Schublade geöffnet, auf der "Yoga" stand und in der alle Vorurteile lagen, die ich im Laufe meines Lebens angesammelt hatte. Und das waren leider nicht wenige,...! In einem sehr christlich geprägten Haus aufgewachsen, hat meine Familie die in den 80er Jahren aufgekommene Bhagwan-Bewegung immer äußerst kritisch kommentiert. Aus diesem Grund wurde in mir damals leider ein sehr negatives Bild esoterischer Kreise eingebrannt.

Zum Zeitpunkt des Telefonates war ich gerade schwanger mit meinem zweiten Kind und nachdem die Geburt meines ersten Sohnes mit vielen Komplikationen verbunden war, hatte ich unglaubliche Angst, dies könnte dieses Mal noch schlimmer kommen. Je näher der Termin der Geburt heranrückte, desto größer wurden meine Ängste und Befürchtungen. Ich klammerte mich an jeden Strohhalm, beziehungsweise an jedes Hilfsmittel, welches sich mir bot. Warum sollte ich es also nicht mit Yoga versuchen? Schaden konnte es sicher nicht damit zu beginnen. Wenn das Baby erst einmal da sein wird, muss ich ja nicht weitermachen. Diese Gedanken rasten durch meinen Kopf. Plötzlich hörte ich mich sagen: "Wann geht es denn los? Ich schaue es mir einfach mal an, vielleicht hast du Recht!"

Nachdem ich aufgelegt hatte, beschlichen mich schon die ersten Zweifel. Ist das wirklich etwas für mich? Was soll mir das denn bringen, außer einem zusätzlichen Termin? Soll das die Lösung sein, um diesmal eine einfache "normale" Geburt zu erhalten? Was ist Yoga überhaupt?

Eifrig machte ich mich sogleich ans Werk um dieses Geheimnis zu lüften. Die Internetsuche ergab sagenhafte 337.000.000 Treffer! Das war fast zu viel.

"Hatte Sabine nicht auch noch den Begriff "Hatha-Yoga" erwähnt?", überlegte ich kurz. Hier kamen immerhin auch stolze 6.490.000 Ergebnisse. Mal sehen, ob dies weiterhalf. Folgendes war zu finden:

***Hatha Yoga** (Sanskrit, m., von hatha „Kraft, Hartnäckigkeit, Unterdrückung") ist eine Form des Yoga, bei der das Gleichgewicht zwischen Körper und Geist vor allem durch körperliche Übungen (Asanas), durch Atemübungen (Pranayama) und Meditation angestrebt wird. Hatha bedeutet Gewalt oder Kraft; damit soll die Anstrengung unterstrichen werden, die notwendig ist um das eigentliche Ziel zu erreichen. Weiter wird der Begriff als Ausdruck der Einheit einander entgegengesetzter Energien (heiß und kalt, männlich und weiblich, positiv und negativ, Sonne und Mond) gedeutet. Der Begriff Hatha Yoga wurde in der Hatha Yoga Pradipika verwendet, einer Yogaschrift aus dem 15. Jahrhundert. Dort grenzt er den spirituellen Yoga (wie etwa Raja Yoga) vom körperlichen Yoga (Hatha Yoga) ab. Hatha Yoga bezeichnet hier eine Stufe auf dem Weg zum Raja Yoga. Neben der Hatha Yoga Pradipika gibt es zwei weitere wichtige Grundlagenwerke des Hatha Yoga, die Gheranda Samhita sowie die Shiva Samhita. In ihnen wird klar, dass auch innerhalb des Hatha Yoga Meinungsverschiedenheiten über sowohl theoretische als auch praktische Belange existieren. Hatha Yoga war anfänglich zur Unterstützunganderer Yoga-Formen konzipiert, erfreute sich jedoch rasch großer Beliebtheit und wurde schon bald als eigenständige Yoga-Form betrachtet. Im westlichen Kulturkreis* *versteht man unter Yoga oft hauptsächlich Hatha Yoga. (Quelle. www.wikipedia.de)*

Wirklich verstehen konnte ich dies damals noch nicht. So fehlte in diesem Text eine grundlegende Erklärung, was Yoga bewirken kann. Also recherchierte ich gleich weiter: Die Seite über Yoga selbst, war schon etwas aussagekräftiger:

***Yoga** oder eingedeutscht **Joga** ist eine indische philosophische Lehre, die eine Reihe geistiger und körperlicher Übungen wie Yama, Niyama, Asanas, Pranayama, Prathyahara, Kriyas, Meditation und Askese umfasst. Der Begriff Yoga (Sanskrit, m., yoga, von yuga „Joch", yuj für: „anjochen, zusammenbinden, anspannen, anschirren") kann sowohl „Vereinigung" oder „Integration" bedeuten, als auch im Sinne von „Anschirren" und „Anspannen" des Körpers an die Seele zur Sammlung und Konzentration bzw. zum Einswerden mit Gott verstanden werden. Da jeder Weg zur Gotteserkenntnis als Yoga bezeichnet werden kann, gibt es im Hinduismus zahlreiche Namen für die verschiedenen Yoga-Wege, die den jeweiligen Veranlagungen der nach Gotteserkenntnis Strebenden angepasst sind. Yoga ist eine der sechs klassischen Schulen (Darshanas) der indischen Philosophie. Es gibt viele verschiedene Formen des Yoga, oft mit einer eigenen Philosophie und Praxis. In Westeuropa und Nordamerika denkt man bei dem Begriff Yoga oft nur an körperliche Übungen, die Asanas oder Yogasanas. Einige meditative Formen* *von Yoga legen ihren Schwerpunkt auf die geistige Konzentration, andere mehr auf körperliche Übungen und Positionen sowie Atemübungen (Pranayama), andere Richtungen betonen die Askese. Die philosophischen Grundlagen des Yoga wurden vor allem von Patanjali im Yogasutra zusammengefasst, auch die Bhagavad Gita und die Upanishaden informieren über Yoga. (Quelle: www.wikipedia.de)*

Meine Neugierde war geweckt! Aber niemals hätte ich mir träumen lassen, wie viel mir Yoga einmal bedeuten könnte und welche wunderbaren Möglichkeiten mir diese Philosophie geben konnte, um persönlich zu wachsen.

Keine zwei Wochen später befand ich mich dann tatsächlich in einem Yogakurs für Schwangere. Mit einem mulmigen Gefühl im Bauch war ich abends zu Hause losgefahren. Am Telefon hatte die Yogalehrerin sehr nett geklungen und mich zu einem „Schnuppertermin" eingeladen. Einzige Voraussetzung war es bequeme Kleidung zu tragen. Der Kurs fand in der Klinik statt, in der ich auch mein Kind zur Welt bringen würde. Gute Voraussetzungen für den Start in das Abenteuer "Yoga", dachte ich mir, um mir Mut zu machen. Mit zitternden Händen drückte ich dann die Türklinge des Kursraumes herunter. Und dann stand ich da, alle meine Vorurteile lösten sich in Luft auf. Keine Räucherstäbchen, keine bunten Gewänder, einfach nur schwangere Frauen wie ich. Die Kursleiterin begrüßte mich herzlich und nach wenigen Minuten ging es bereits los. Wir begannen mit einem Begrüßungsritual, einem Bewegungsablauf im Sitzen, durch den die Gedanken zur Ruhe kommen sollen. Wenn dies bei mir verständlicherweise noch nicht so gut funktionierte, so war ich dennoch fasziniert von der ersten Übung. Auch die folgenden "Asanas", die Yogahaltungen begeisterten mich sehr und taten einfach gut. Trotz des dicken Bauches, der im Alltag überall im Weg war, spürte ich hierbei einen Grad an Leichtigkeit und Freude, wie selten zuvor. Ich fühlte mich zuhause im eigenen Körper und dies schon in der ersten Yogastunde. Die Atemübungen, Meditation und Schlussentspannung "sog" ich dann regelrecht in meinen Körper hinein und nach der Stunde meinte ich „hinaus zu schweben". Welch ein Erlebnis! Die Tage nach dem Kurs vergingen viel zu langsam für mich. Ich fieberte nur noch dem Montag entgegen, an dem die nächste Kursstunde stattfand. Jedes Mal war ich aufs neue vom Yoga fasziniert. War mehr und mehr begeistert. Den eigenen Körper spüren zu können, war nur eine der Erfahrungen, die mir durch Yoga geschenkt wurden. Meine Grenzen anzunehmen, die gerade in der Schwangerschaft anders als sonst sind, war ebenfalls etwas, was ich lernen durfte und wie sich auch heute immer wieder herausstellt, noch lernen darf. Bei vielen Übungen dachte ich mir. "Eigentlich schade, dass Yoga nicht schon viel früher in mein Leben gefunden hat!" Als Teenager habe ich den Bezug zu mir selbst ganz und gar verloren. War fremd im eigenen Körper. Wie wäre es wohl gewesen, hätte ich damals schon diese wundervolle Methode gekannt? Die Begeisterung war geweckt und so begab ich mich ein Jahr nach der

Geburt meines dritten Kindes langsam auf den Weg, selbst Yogalehrerin zu werden. Ich wollte meine bereichernden Erfahrungen gerne an andere weitergeben und entschied mich für eine Ausbildung bei der Yogaschule Salbert in Bühlertal. Dabei wurde ich in einer Tradition des Hatha Yoga unterrichtet, bei des es erlaubt ist, das zu leben, was für jeden einzelnen persönlich am wertvollsten aus den verschiedenen Traditionen ist. Oder, um die Worte von Anna Trökes, eine meiner Lehrerinnen, zu verwenden:

„Mixe Dir Deinen eigenen Cocktail und verwende nur das, was für Dich Sinn macht um authentisch zu sein!"

Seit 2007 unterrichte ich nun und durfte dabei viele wertvolle Menschen kennenlernen und begleiten. Mit diesem Buch möchte ich DICH einladen eine yogische Pilgerreise hin zu DIR anzutreten, indem ich Dir meinen Weg vorstelle. Zudem gibt es kleine Yoga-Geschichten und viele Übungen zum besseren Verständnis des geschriebenen. So kannst und darfst DU mich gerne begleiten, um diesen zu „unserem" Weg zu machen.

Ich wünsche Dir viele schöne Erlebnisse
und Erfahrungen auf dieser Reise!

ෲ

Ausgangspunkt: Wo stehe ich?

Bevor wir unseren Weg beginnen, empfinde ich es als wichtig das Wort "pilgern" und die Ausgangsposition zum eigenen Weg genauer zu definieren.

Was versteht man unter "pilgern"?
Die aktuellen Bedeutungen laut Duden sind:

1. (Als Pilger) eine Wallfahrt machen
2. (Umgangssprachlich) sich an einen bestimmten Ort begeben
3. (Umgangssprachlich) eine längere Strecke in gemächlichem Tempo zu Fuß zurücklegen, gehen

Wo stehe ich gerade?
Was ist mein aktueller Ausgangspunkt an dem ich die Reise starte? Wie geht es mir? Bin ich zufrieden mit meiner beruflichen und privaten Situation? (Wenn hier ein spontanes "ja" kommt, stellt sich die Frage, ob ich überhaupt etwas ändern will.) Ansonsten kann ich mich durchaus fragen, wohin mich mein Pilgerweg führen soll, was soll oder darf sich verändern? Beziehungsweise:

Wohin gehe ich?
Das Ziel meines Pilgerweges sollte mich motivieren, erfreuen, anlocken - nur so bleibt auch auf einem

langen schwierigen Weg die Lust zum Weitergehen. Gibt es ein schöneres Ziel als hin zu mir? In meine Mitte? (Wenn ja, dann kann die Reise natürlich auch dorthin stattfinden ☺

Warum gehe ich?
Was möchte ich durch diesen Weg verändern? Beruflich, privat, familiär,...? Dies ist ein Punkt, der sich aus dem vorherigen ergibt.

Wie gehe ich?
Wochenlange Planungen, Telefonate, Einkauf von Karten und Büchern, Prüfung von Rucksäcken, Schuhen, Kompass usw. sind auf unserer Reise nicht nötig. Unser "Kompass" oder Reiseführer ist dieses Buch. Ergänzend bitte ich Dich, Dir ein Notizbuch zu besorgen und sich darin Notizen zu den einzelnen Stationen der Reise zu machen. Man sollte nie die Landkarte mit dem Land verwechseln. Wie eingangs erwähnt entsteht Veränderung nur durch tun und deshalb ist dieses Buch ein Arbeitsbuch. Es gibt immer wieder Fragen, welche man in seinem Notizbuch für sich beantworten sollte.

Manchmal benötigt es aber vielleicht noch mehr, eine Art persönlicher Reiseführer, heute gerne „Coach" genannt. Wenn Hindernisse auftauchen, welche allein nicht zu bewältigen sind, ist es wichtig sich professionelle Hilfe zu holen. Ein Therapeut oder besagter Coach kann dann wesentlich dazu beitragen, die eigene Entwicklung zu fördern.

Geht jemand mit?
Der echte Pilgerweg ist oft eine Gemeinschafts-Erfahrung, d.h. man muss ihn nicht allein gehen. Mit diesem Buch kann man sich deshalb auch gerne mit Freunden auf den Weg machen. Dieses Miteinander hilft sich immer wieder zu motivieren.

Was braucht es auf dem Weg?
Für diesen besonderen Weg braucht es:
- Ziel und Motivation
- Neugier auf der Reise zu sich selbst
- Vertrauen, Kraft und Mut auch in anstrengenden Zeiten weiterzugehen!

Mein eigener Ausgangspunkt ist folgender: Ich bin verheiratet und habe drei schulpflichtige Kinder. Somit bin ich hauptberuflich Familienmanager. Nebenher baue ich mir als freiberufliche Yoga und Pilateslehrerin eine Zukunft in der Gesundheitsprävention auf. Zu Beginn der Erstausgabe dieses Buches leitete ich neun Kurse, was mit Vor- und Nachbereitung sehr viel Zeit in Anspruch nahm. Ich hatte verlernt hier meine Grenzen zu spüren, auch einmal „nein" zu sagen. Aber vor allem mir Zeit für mich zu nehmen, denn die Tätigkeit als Lehrerin machte mir sehr viel Spaß. Ich funktionierte, fühlte mich aber auch kraft- und leblos. Das Ziel welches ich mir erarbeiten wollte war wieder in Kontakt mit mir zu kommen, mich mehr zu spüren und meine eigene Harmonie zu finden. Das zu tun, was mir Freude bereitet. Insgesamt auch wieder das Gefühl zu haben zu leben, statt nur „gelebt zu werden".

Wohin gehe ich?
Wer sich entschließt den Jakobsweg zu gehen hat sein Ziel klar erkannt: Santiago de Compostela. Mein Ziel habe ich bereits definiert. Welches ist nun Deines? Notiere es Dir in Deinem Arbeitsbuch:

„Die Menschen machen weite Reisen, um zu staunen:
über die Höhe der Berge,
über riesige Wellen des Meeres,
über die Länge der Flüsse,
über die Weite des Ozeans
und über die Kreisbewegung der Sterne.
An sich selbst aber gehen sie vorbei, ohne zu staunen."
(Aurelius Augustinus)

Verschiedene Punkte möchte ich mit Dir in diesem Buch Schritt für Schritt erarbeiten, sie werden einen Teil unseres Weges ausmachen. Für mich ist es aber auch zu Beginn schon wichtig wo ich eigentlich hin will, denn:

Wer das Ziel nicht kennt,
kann den Weg nicht finden
(unbekannt)

Um nun ein Ziel zu finden, sollen nachfolgende Fragen zur Inspiration dienen. Am besten Du nimmst Dir für jede davon ausreichend Zeit und gehst erst weiter, wenn Du eine Antwort hast. Lass dabei alle Impulse in Dir aufsteigen und schreibe sie unsortiert in Dein Arbeitsbuch auf. Dann fällt es Dir leichter zu erkennen wohin der eigene Weg geht. (Was möchte ich bis in einem Jahr erreicht haben, was in zwei, fünf – zehn Jahren?)

In einem Jahr möchte ich: ✎
In zwei Jahren: ✎
In fünf Jahren: ✎
In 10 Jahren: ✎
Wann bin ich im Fluss und wie gelingt es mir im Fluss zu bleiben? ✎
Was tut mir gut? ✎
Welcher Sport, welche Bewegungsart passt zu mir?

☙❧

Mich traf das häufigste Thema unserer Zeit: Stress. Dieser war und ist nicht nur bei mir allgegenwärtig. Tempo bestimmt vermutlich unser aller Leben. Zudem belasten viele von uns Dinge wie: Leistungsdruck, Zeitnot, Überlastung, Konflikte, Konfrontationen und Ängste. Die Folgen davon sind innere Unruhe, Schlafstörungen, Konzentrationsschwäche, Resignation, Burnout, Bluthochdruck, Herz-, Gefäß- und viele andere Erkrankungen. (Zu diesem Thema gibt es noch ausführlicher

Informationen im Kapitel „der Körper") Durch verschiedene Entspannungsmethoden können wir alle aber wieder zu Gelassenheit, innerer Ruhe, Gesundheit, Leistungsfähigkeit und Glück geführt werden. Dabei ist es wichtig, dass man seine persönlichen Vorlieben kennenlernt. Wie ein Radiosender, so hat jeder Mensch seinen bevorzugten Kanal, in dem er am besten empfängt. Ein erster Schritt zu einem besseren Wohlgefühl ist es deshalb seinen persönlichen Entspannungstypen kennen zu lernen und seinen persönlichen Kraftort / Ruheort zu kreieren. Deshalb nun die weiteren Fragen:

Wie finde ich Erholung, bzw. wo kann ich Kraft tanken? _✐

Wie gehe ich sinnvoll mit meiner Zeit um? _✐

ᴄ୫ʙᴏ

Worte zum Nachdenken:
Das Paradox unserer Zeit ist: wir haben hohe Gebäude, aber eine niedrige Toleranz, breite Autobahnen, aber enge Ansichten. Wir verbrauchen mehr, aber haben weniger, machen mehr Einkäufe, aber haben weniger Freude. Wir haben größere Häuser, aber kleinere Familien, mehr Bequemlichkeit, aber weniger Zeit, mehr Ausbildung, aber weniger Vernunft, mehr Kenntnisse, aber weniger Hausverstand, mehr Experten, aber auch mehr Probleme, mehr Medizin, aber weniger Gesundheit. Wir rauchen zu stark, wir trinken zu viel, wir geben

verantwortungslos viel aus; wir lachen zu wenig, fahren zu schnell, regen uns zu schnell auf, gehen zu spät schlafen, stehen zu müde auf; wir lesen zu wenig, sehen zu viel fern, beten zu selten. Wir haben unseren Besitz vervielfacht, aber unsere Werte reduziert. Wir sprechen zu viel, wir lieben zu selten und wir hassen zu oft. Wir wissen, wie man seinen Lebensunterhalt verdient, aber nicht mehr, wie man lebt. Wir haben dem Leben Jahre hinzugefügt, aber nicht den Jahren Leben. Wir kommen zum Mond, aber nicht mehr an die Tür des Nachbarn. Wir haben den Weltraum erobert, aber nicht den Raum in uns. Wir machen größere Dinge, aber nicht bessere. Wir haben die Luft gereinigt, aber die Seelen verschmutzt. Wir können Atome spalten, aber nicht unsere Vorurteile. Wir schreiben mehr, aber wissen weniger, wir planen mehr, aber erreichen weniger. Wir haben gelernt schnell zu sein, aber wir können nicht warten. Wir machen neue Computer, die mehr Informationen speichern und eine Unmenge Kopien produzieren, aber wir verkehren weniger miteinander. Es ist die Zeit des schnellen Essens und der schlechten Verdauung, der großen Männer und der kleinkarierten Seelen, der leichten Profite und der schwierigen Beziehungen. Es ist die Zeit des größeren Familieneinkommens und der Scheidungen, der schöneren Häuser und des zerstörten Zuhause. Es ist die Zeit der schnellen Reisen, der Wegwerfwindeln und der Wegwerfmoral, der Beziehungen für eine Nacht und des Übergewichts. Es ist die Zeit der Pillen, die alles können: sie erregen uns, sie beruhigen uns, sie töten uns. Es ist die Zeit, in der es wichtiger ist, etwas im Schaufenster zu haben statt im Laden, wo moderne Technik einen Text wie diesen in Windeseile in die ganze Welt tragen kann, und wo sie die Wahl haben: das Leben ändern – oder den Text löschen. Vergesst nicht, mehr Zeit denen zu schenken, die Ihr liebt, weil sie nicht immer mit Euch sein werden. Sagt ein gutes Wort denen, die Euch jetzt voll Begeisterung von unten her anschauen, weil diese kleinen Geschöpfe bald erwachsen werden und nicht mehr bei Euch sein werden. Schenkt dem Menschen neben Euch eine heiße Umarmung, denn sie ist der einzige Schatz, der von Eurem Herzen kommt und Euch nichts kostet. Sagt dem geliebten Menschen: „Ich liebe Dich" und meint es auch so. Ein Kuss und eine Umarmung, die von Herzen kommen, können alles Böse wiedergutmachen. Geht Hand in Hand und schätzt die Augenblicke, wo Ihr zusammen seid, denn eines Tages wird dieser Mensch nicht mehr neben Euch sein. Findet Zeit Euch zu lieben, findet Zeit miteinander zu sprechen, findet Zeit, alles was Ihr zu sagen habt miteinander zu teilen, - denn das Leben wird nicht gemessen an der Anzahl der Atemzüge, sondern an der Anzahl der Augenblicke, die uns des Atems berauben. (Diesen Text schrieb George Carlin, ein amerikanischer Schauspieler und Komiker anlässlich des Todes seiner Frau.)

☙❧

Wie gehe ich?
Zu dem berühmten Jakobsweg gibt es unzählige Literatur. So verschieden diese auch geschrieben

sind, so gibt es dennoch auch immer auch eine große Anzahl von Gemeinsamkeiten. Jeder Pilger sollte sein Gepäck so leicht wie möglich halten. Im Idealfall soll es nicht mehr als 10% des eigenen Körpergewichts ausmachen. Auch wir sollten uns diesem Punkt annehmen. Er wird in den verschiedenen Kapiteln unterschiedlich beleuchtet. Zu Beginn versuchen wir erst einmal überschüssigen Ballast zu vermeiden, oder besser:

<u>Loslassen, damit Neues entstehen kann</u>
Es beschäftigt sicher nicht nur mich immer wieder und es gibt so viele schöne Geschichten dazu. Eine der bekanntesten ist vielleicht die nachfolgende überlieferte Weisheit aus dem Zen die im Internet in verschiedenen Quellen zu finden ist, hier meine Version:

Loslassen

Zwei Mönche sind auf Wanderschaft. An einem reißenden Fluss treffen sie eine junge, wunderschöne Frau, die sich nicht traut den Fluss zu überqueren. Der ältere Mönch hebt die Frau wortlos auf seine Schultern und trägt sie über den Fluss. Auf der anderen Seite setzt er sie wieder ab, bevor er mit dem zweiten Mönch schweigend weitergeht. So wandern sie Stunde um Stunde. Dem jüngeren Mönch gehen dabei viele Gedanken durch den Kopf. Er ist empört über das Vorgehen des anderen, da ihr Gelübte den Kontakt zu Frauen verbietet. Selbst eine Berührung ist ihnen verboten.

Irgendwann, nachdem sie schon viele Kilometer gewandert sind, fasst sich der zweite Mönch ein Herz und spricht seinen Mitbruder darauf an: „Ich werde unserem Abt berichten müssen, was Du getan hast." „Worüber redest Du?", fragt der erste Mönch zurück. „Über die schöne junge Frau, die Du nicht nur angerührt, sondern sogar über den Fluss getragen hast." „Oh ja, es stimmt, ich habe die Frau über den Fluss getragen und sie am andere Ufer abgesetzt. Aber mir scheint, Du trägst sie immer noch mit Dir herum," sagte daraufhin der erste Mönch.

ଓଷ୦

Ein unerschöpfliches Thema. Etwas womit wir uns wohl alle immer wieder auseinander setzen müssen. Oft geht es auch nicht allein darum die Dinge loszulassen, welche schön sind, sondern auch um solche, die einfach nicht mehr zu uns gehören, nicht mehr das „unsere" sind. Es fällt uns vermutlich allen immer schwer loszulassen. Dabei könnte es manchmal so einfach sein. Unsere Energie ist blockiert, wir befinden uns nicht mehr im Fluss, wenn wir versuchen die Dinge festzuhalten und uns an vergangene Dinge klammern. Dabei zeigt uns die Natur, dass uns dies eher schadet. Schon Detlef Fleischhammel sagte:

> *„Loslassen kostet viel weniger Kraft als Festhalten, aber es ist um ein vielfaches schwerer!"*

Ein Baum, der im Herbst seine Blätter behält, ist krank. Er wird dadurch anfälliger für den Wind, da dieser nicht durch ihn hindurch fegen kann. Schnee hat mehr Auflagefläche und drückt ihn zu Boden. Der Baum kann dadurch sterben, für ihn ist dies also gut. Aber bei uns Menschen? Festhalten blockiert uns für Neues. Erst wenn wir altes, verbrauchtes loslassen, kann wieder etwas frisches entstehen. Eine weitere Geschichte, welche mir in meiner Zeit als Lehrerin begegnete fällt mir hierzu noch ein, die ich nun ebenfalls wiedergeben möchte:

Manchmal ist der Abgrund nur wenige Meter tief

Es war einmal ein Mann, der sich in den Bergen verirrte und nicht mehr den Weg nach Hause fand. Die Sonne ging schon unter und er fürchtete sich mehr und mehr. Er wurde unruhig und ängstlich. Die Nacht kam und alles wurde still und dunkel. Er begann also sehr langsam zu gehen, weil er nicht wusste, wohin er eigentlich trat. Tatsächlich gelangte er an einen Abgrund und stürzte hinein. Im Fall konnte er sich an ein paar Wurzeln festhalten. Verzweifelte Situation. Die Nacht war sehr kalt und seine Hände wurden steif vor Kälte. Es war immer schwieriger, sich an den Wurzeln festzuhalten. Er erinnerte sich an seinen Gott und sogar an die Götter anderer Leute. Irgendjemand musste ihm helfen! Er betete alle heiligen Worte, die ihm einfielen, doch nichts passierte. Seine Hände wurden immer kälter und die Wurzeln rutschten durch die Hände. Er verabschiedete sich von der Welt. "Es geht mit mir zu

Ende. Ich weiß nicht, wie tief das Tal ist, in das ich fallen werde und wie viele Knochenbrüche ich erleiden werde." Er weinte so viele Tränen! Er weinte und dabei wollte er früher immer die Welt verlassen, weil sie ihm so viele Probleme verursachte. Jetzt war die Gelegenheit dazu, doch jetzt wollte er leben. Der Kampf ums Loslassen! Die Kälte wurde stärker und stärker und schließlich musste er die Wurzeln loslassen. Zu seiner Überraschung stand er auf dem Boden! Die ganze Nacht lang hatte er gekämpft und war nur 20 Zentimeter vom Boden entfernt! Er hatte wie in der Hölle gelitten. Die ganze Nacht, die Kälte, die ständige Angst, dass er irgendwann loslassen müsse. Er hatte nicht geglaubt, dass er noch jemals einen anderen Tag sehen würde. Aber als er nur 20 Zentimeter fiel konnte er es kaum glauben. Er schaute sich um. Ganz in seiner Nähe stand sein Haus. Er sagte: "Du lieber Gott! Ich habe völlig unnötig alle Götter angefleht, die ganzen Gebete zitiert und das alles, ohne wirklich in Gefahr zu sein!

Das ist in der Regel unsere Situation. Wir halten an allem fest. Aber was ist es denn, woran wir festhalten? Yoga wäre nicht Yoga, wenn es nicht Hilfsmittel bieten könnte diesen Zustand zu verändern. Patanjalis Yoga Sutra*, Geschichten wie die oben genannten, aber auch viele Übungsabfolgen, die im weiteren Verlauf dieses Buches vorgestellt werden, lehrten mich wieder zu fließen und dankbar anzunehmen, was kommt. (*Das Yoga Sutra wird im nächsten Kapitel näher erläutert)

Um unsere Reise anzutreten, können wir zuvor schon Raum schaffen, indem wir in unserem Umfeld aufräumen. Schränke durchgehen und vielleicht die Kleidung entsorgen, die wir schon seit Jahren nicht mehr getragen haben. Es steht Dir dabei frei, ob Du sie zu einer Kleiderspende gibst, oder sie über das Internet verkaufst. Als ich anfing „loszulassen" kam ich in einen richtigen Rausch. Es hatte etwas befreiendes Dinge auszusortieren. Zugleich wurde mir auch vieles klar. Mit der Ordnung im Haus entstand auch eine Ordnung in mir. Räumen und loslassen ist etwas, was ich immer wieder tun kann und auch tun muss. Ein Teil in mir ist immer noch „Jäger und Sammler" und hortet unglaublich gerne Dinge an. Ebenso meine Familie. Es geht deshalb auch nicht darum, sich gleich von allem zu trennen, sondern regelmäßig aufzuräumen und loszulassen. Probiere es aus und Du wirst Dich freuen, wie viel Klarheit und Ruhe dies gibt. Und um es auf dieses Buch zu beziehen: **Das Gepäck auf dem Jakobsweg immer neu zu überprüfen und sich von überflüssigem, nicht mehr passendem zu trennen.**

Im nächsten Kapitel wenden wir uns unseren Beförderungsmitteln zu, um ideal voran zu kommen. Der heutige Pilgerweg wird nicht nur zu Fuß erwandert, es ist auch legal ein Pferd, oder sogar das Fahrrad zu nutzen. Wenn man läuft ist das richtige Schuhwerk äußerst wichtig. Und wenn wir auf dem Weg zu uns Selbst sind, wird es die Philosophie des Yoga sein, die uns Halt und Stütze bietet.

Teil I

Die acht Glieder des Patanjali - Hilfsmittel auf dem Weg

Yoga citta-vritti-nirodhah
Yoga ist jener Zustand in dem die seelischgeistigen
Vorgänge zur Ruhe kommen. (YSI,2)

Haben wir uns im vergangen Kapitel damit beschäftigt, wohin wir wollen, ein Ziel gefunden und uns von überflüssigem Gepäck getrennt, dann können wir nun unseren Pilgerweg beginnen. Da wir diesen mit Yoga gehen, ist es naheliegend, Hlfe in den uralten Quellen dieser Tradition zu suchen. Eine davon ist das Yoga Sutra, der sich als Leitfaden des Yoga versteht, verfasst von Patanjali, einem indischen Weisen, der nach den Vermutungen zwischen dem 2. und 4. Jahrhundert nach Christus gelebt hatte. Er gilt als Vater des Yoga. Das Sutra ist in Versen abgefasst, welche in der alten Sprache des gelehrten Indiens „Sanskrit" niedergeschrieben wurde. Dieser Text soll uns als Wegweiser dienen, so wie es die Jakobsmuschel auf dem berühmtesten Pilgerweg ist. Nachfolgend erläutere ich mein Verständnis dieses uralten Quelltextes. Ich erhebe keinen Anspruch auf Vollständigkeit, möchte aber den Text so gut es mir möglich ist interpretieren. Zur Vertiefung, beziehungsweise wenn Du mehr darüber lesen möchtest gebe ich am Ende des Buches wie schon erwähnt weiterführende Literaturtipps an.

ॐ

Das Yoga Sutra besteht aus 195 Versen, die in Sanskrit Jahrhunderte lang in mündlicher Form überliefert wurden. Es gibt viele Kommentare und Übersetzungen in schriftlicher Form, welche uns den Inhalt der Sutren oft sehr unterschiedlich vermitteln wollen. Patanjali (falls es ihn überhaupt gegeben hat, oder dies einer von vielen Gelehrten war) ist vermutlich nicht der Erfinder dessen was er schreibt, aber durch diesen Text wurde Yoga für uns verständlich gemacht. Er hat einen Zugang geschaffen indem er philosophisch fundiert bekannte Yoga-Richtungen und Erfahrungen in einem kurzen prägnanten Leitfaden (Sanskrit = Sutra) zusammengefasst hat. Diese Leitsätze waren für die Schüler erst durch den vom Lehrer mitgegebenen Kommentar verständlich. Das Sutra umfasst vier Kapitel. In diesen scheint ein in sich geschlossener Text eingeschoben zu sein welcher am Ende des zweiten Kapitels beginnt und am Anfang des 3. Kapitels endet. Dieser Einschub wird oft auch als die Essenz des Yogas betrachtet. Ich spreche hier von dem achtgliedrigen Pfad (Asthanga), der im weiteren Verlauf dieses Buches noch näher erläutert wird.

Kapitel 1 beginnt mit „samadhi pada" (Kapitel der Einung oder auch Versenkung). Hier definiert

Patanjali was Yoga ist. Es geht um die Kontrolle der Bewegungen des Geistes. Geist wird in den Sutren als Citta bezeichnet. Wahrnehmungen, Erinnerungen, Gedanken, Phantasien, Gefühle und Empfindungen spielen sich in unserem Geistfeld ab. Der Zustand des Geistes ist in seiner Beschaffenheit bzw. Qualität unterschiedlich und veränderlich. Er kann klar, unruhig oder träge erlebt werden. Der Zustand des Geistes ist es, der uns die Dinge betrachten lässt. In einem Moment sind wir empfänglich für schöne Worte die von Herzen kommen und spüren die Wärme der Sonnenstrahlen, welche unsere Haut berühren. In einem anderen Moment fühlen wir uns müde, leer und sind weder empfänglich für das eine noch das andere.

Die Abhängigkeit der Wirkungsweise ein und der gleichen Sache ist durch unseren Geisteszustand gesteuert. Das erste Kapitel beschreibt, welche unterschiedlichen Qualitäten unser Geist annehmen kann und wie diese Einfluss auf uns haben. Aber auch wie wir auf unseren Geist einwirken können. Patanjali sagt weiter, dass es fünf Aktivitäten in unserem Geist gibt, die wichtig sind, damit wir uns in dieser Welt zurecht finden und ein Bild von uns selbst haben, welches uns unsere Persönlichkeit gibt. Diese fünf Aktivitäten sind in Sutra 1.6. wie folgt genannt:

- richtige Wahrnehmung (Erkenntnis),
- falsche Wahrnehmung (Irrtum),
- Vorstellung,
- tiefer traumloser Schlaf

- und die Erinnerung.

Alle Aktivitäten können leidvoll oder leidlos sein, sie können den Menschen zu Glück führen aber auch zu seinem Gegenteil. Wir sollten lernen uns nicht mit seinen Aktivitäten identifizieren, weil das den Geist an seiner Oberfläche bindet. Die Tiefe des Geistes liegt außerhalb seiner Aktivitäten. Es geht somit um die Loslösung von den Aktivitäten durch verschiedenen Übungen. Hierzu gehören unter anderen Konzentration auf eine Sache oder Wiederholung des als heilig geltenden Lautes OM.

Asanas (die Körperhaltungen) werden von Patanjali im ersten Kapitel noch nicht benannt. Es geht prinzipiell um die Loslösung vom Alltagsbewusstsein, welches durch die Aktivitäten des Geistes gebildet wird. Desweiteren handelt das Kapitel von Hindernissen und wie wir mit diesen umgehen können. Auch wird erörtert in welchen Schritten unser Geist Klarheit und Erkenntnisfähigkeit entwickelt. (Hierzu ebenfalls mehr im weiteren Verlauf dieses Buches)

Kapitel 2 (sadhana pada) erklärt die Ursache von Leid, Unbewusstheit und ihre Überwindung. Es konzentriert sich auf die Analyse des praktischen Weges. Das Kapitel beginnt mit einer Definition von Kriya Yoga (Patanjali benutzt das Wort Kriya im Sinne von Yoga Praxis). Diese Definition besagt, dass die Yoga Praxis aus Askese (Tapas), Studium (Selbststudium sowie heilige Schriften) und Hingabe an Gott (Gebete & Rituale) besteht. Die Übungen entstammten der spirituellen Praxis. Die yogische Ausrichtung der Übungen zielt bei den Tapas nicht auf die Abwendung von der Welt, sondern auf einen inneren Wandlungsprozess. Die Askese meint die Loslösung von der inneren Gebundenheit an die Welt z. B. dem Festhalten an Vergänglichem und die Hingabe an Gott zeigt sich in der Meditation, welche den Menschen in seinem „Sein" so verändert, dass er das Göttliche erfahren kann. Patanjali sieht das Ziel in der Ausrichtung auf samadhi (Erkenntnis) und in der Verringerung der klesas (Leiden). Gemeint ist die Ursache des Leidens. Er zählt fünf hierfür auf:

- Ich-Sinn (asmita),
- Begierde/Zuneigung (raga),
- Hass/Abneigung -(dvesa) und
- am-Leben-hängen (abhinivesa).

Diese vier klesas haben eine gemeinsame Ursache - die Unbewusstheit (avidya). Durch avidya verwechselt der Mensch das Ewige mit dem Zeitlichen. Das Streben des Menschen nach Materiellem hier in der zeitlich begrenzten Welt, als wenn hier schon die Ewigkeit ruhen würde. Die Verwechslung und die Anhaftung an Vergänglichem schaffen Leiden, das Leiden bindet den Menschen an die Welt und er kann das Freiheitspotential, welches er in sich hat nicht erkennen. Klesas halten den Geist fest an der Oberfläche seiner Aktivitäten (siehe Kapitel 1), deshalb kann er so das Ewige, Reine und Glückliche nicht erfahren. Das 2. Kapitel sagt, dass durch das Auflösen der Klesas die Gebundenheit an das Alltagsbewusstsein vergeht. Durch Dhyana (Meditation) beginnt sich der Geist zu klären und die Klesas aufzulösen. Dies ist ein Weg der Umkehr (Sanskrit Pratiprasava) von der Unwissenheit zum Bewusstsein. Im zweiten Teil des Kapitels beginnt der zuvor erwähnte „Hauptteil", den achtgliedrigen Pfad des Yoga. Diese Aspekte umfassen alle Ebenen eines Menschen in seinem Prozess der Veränderung durch Yoga. Die ersten fünf davon werden im zweiten Kapitel erläutert, die restlichen drei Glieder im folgenden dritten Kapitel.

Die acht Glieder stehen exakt in der Mitte der Yoga Sutren. **Kapitel 3** handelt zudem von den „übernatürlichen Fähigkeiten" (vibhuti pada). Das Kapitel beginnt damit, dass Patanjali die letzten drei Glieder des Yogapfades erklärt. Danach geht es um die Entwicklung des Geistes und das alles im Yoga dem Wandel unterliegt. Zudem handelt es von den Fähigkeiten, die ein Mensch erreichen kann, wenn er den Übungen der vorangegangenen Kapitel folgt, er erlangt einen Geisteszustand ohne Ablenkung und in völliger Ruhe. Viele der Sutren können Meditation dienen. Aus dieser lassen sich dann Erkenntnisse gewinnen, die von besonderer Tiefe sind. Aber eben diese neu erworbenen Kenntnisse oder auch außerordentliche Fähigkeiten können den Übenden auf ihrem Weg ablenken, da sie dort wieder anhaften, sich diesen Zustand erhalten wollen und dadurch von Unruhe begleitet werden. In diesem Fall iat der Zustand des „wahren Seins" unerreichbar.

Kapitel 4 erörtert letzlich die vollkommene Loslösung: Das Ziel idt dabei die vollkommene Freiheit (kailvalya pada). In diesem letzten Kapitel stellt Patanjali dar, was es bedeutet über einen völlig klaren Geist zu verfügen. Der Mensch wird seinen Geist auch dann nicht beherrschen, aber dieser wird ihm dienen. Es geht noch einmal um Veränderungsprozesse in unserem Geist und dass sie auf unterschiedliche Weisen erreicht werden können. Wenn neue Fähigkeiten und Veränderungen es schaffen an die Oberfläche zu treten, dann waren diese schon vorher in den Tiefen des Bewusstseins vorhanden. Auch das Verhältnis von Schüler und Lehrer wird diskutiert, da Lehrer meistens einen großen Einfluss auf die Schüler haben. Das Kapitel endet mit einer Beschreibung der Ziele des Yoga. Dieses Ziel ist die Freiheit, die in jedem von uns als Sehnsucht schlummert und Patanjali ist zuversichtlich, dass wir die Freiheit auch erlangen können.

ಅಃಲ

Zusammengefasst ist das Yoga Sutra von Patanjali somit eine Abhandlung über den menschlichen Geist. Seit Jahrhunderten wird es immer wieder neu interpretiert und ist heute im Westen der meist kommentierte klassische Yogatext überhaupt. Wie eben geschrieben geht es kurz gesagt darin um das Kennenlernen und die Kontrolle des Geistes, die Überwindung von Leiden und Hindernisse auf dem Weg der Selbstverwirklichung. Wie unser Geist strukturiert ist und welche Probleme daraus entstehen erläutere ich in Teil II dieses Buches.

ඥ෨

Wir bedienen uns nun zuerst der acht Glieder des Yogaweges die ab Vers 2.29. beschrieben sind. Diese greifen wie eine Kette ineinander und die einzelnen Glieder sind deshalb nicht getrennt von einander zu verstehen. Eines bedingt das andere, und jedes Glied ist in den anderen auch wiederzufinden. Sie beginnen mit den zehn Yoga-Grundsätzen. Die ersten fünf davon (Yamas) beziehen sich mehr auf das Verhalten zu den Mitmenschen, die weiteren fünf (Niyamas) auf die Haltung uns Selbst gegenüber. Weiter geht es dann mit Asana, der Praxis der Körperhaltungen. Kleine Übungsreihen werden von mir deshalb nun immer wieder im Text eingeflochten um das gelesene durch das Tun zu verstehen. Denn so sagte schon Sivananda, ein berühmter Yogameister:

1g Praxis ist wichtiger als 1000 Tonnen "Theorie"

Für die Übungen ist es empfehlenswert bequeme Kleidung zu tragen. Eine rutschfeste Unterlage auszurollen und nach Möglichkeit nicht mit vollem Magen loszulegen. Hilfreich ist es sicherlich, wenn man sich ab und zu einen Lehrer gönnt, der darauf achtet, dass die Haltungen korrekt ausgeführt werden. Oder wenigstens regelmäßig einen Yogakurs besucht. Wenn das eigene Körpergefühl nicht sehr ausgeprägt ist, sollte man sich zu Beginn auch einen Spiegel zu Hilfe nehmen.

ೞ೦

Nach Asana folgt in der Reihe Pranayama, die Atemlenkung. Weiter geht es mit Prathyahara, dem zurückziehen der Sinne. Als nächstes Dharana, die Konzentration die in Dhyana (= Meditation) übergeht. Als großes Ziel gilt Samadhi, die Selbsterkenntnis. In den nachfolgenden Kapiteln wird nun genauer auf diese einzelnen Glieder eingegangen. Anhand von den beigefügten Übungen sehen wir, dass der Übergang wirklich fließend ist und eines nicht ohne das andere "greifen" kann.

Hier noch einmal ein zusammenfassender Überblick, in den nächsten Kapiteln folgen dann die genaueren Erläuterungen.

Yama:
Wegweisungen für den Umgang mit der Umwelt

Niyama:
Wegweisungen für den Umgang mit uns selbst

Asana:
Körperübungen und Sitzhaltungen

Pranayama:
Die Kunst den Atem und die Lebensenergie frei fließen zu lassen und zu lenken

Pratyahara:
Das Zurückziehen der äußeren Sinne und die Entfaltung der inneren Sinne

Dharana:
Die Sammlung der Aufmerksamkeit in der Konzentration

Dhyana:
Das Sich-Versenken, die Meditation

Samadhi:
Das völlige Verschmelzen mit dem, worauf man seine Aufmerksamkeit gerichtet hat. Einswerden mit allem was ist und dadurch zur Selbsterkenntnis gelangen.

Wie sind diese Glieder nun zu verstehen?

In Vers 2.30 heißt es bei TKV Desikachar (Über Freiheit und Meditation – Das Yogasutra des Patanjali):

Yama, unsere Haltung gegenüber der Umgebung

wird folgendermaßen charakterisiert:

1. Gewaltlosigkeit (Ahimsa):

überlegtes und behutsames Umgehen mit allem, was lebt, besonders mit den Lebewesen, die hilflos sind, oder die sich in Schwierigkeiten befinden. (Im englischen wird dies mit non-injury übersetzt, was es nach meinem Verständnis noch viel besser trifft.) Ahimsa bedeutet: keine anderen Wesen töten. Friedfertig sein. Sanftmütig leben. Bewusster und rücksichtsvoller mit anderen Lebewesen umzugehen. Hierzu gehört auch ein gewaltfreier Umgang mit sich selbst. Die eigenen Grenzen erkennen und einhalten. Liebevoll mit sich umgehen. In Verbindung mit den später folgenden Körperhaltungen (asanas), bedeutet Ahimsa, seine eigenen Grenzen anzunehmen und sich nicht zu überfordern. (Keine Gewalt gegen sich selbst anzuwenden) Selbstwertgefühl basiert auf der Fähigkeit, nein zu sagen, wenn wir nein meinen.

Für diese Abgrenzung bedarf es viel Bewusstheit und Achtsamkeit. Um diese zu entwickeln, werde ich später im Kapitel Meditation einige geeignete Methoden vorstellen. Denn Achtsamkeit ist der Schlüssel zu fast allem. Da es aber bereits hier sehr wichtig ist, möchte ich bereits jetzt eine Einführung zu diesem Thema machen.:

Die wichtigste Stunde ist immer die Gegenwart, der bedeutendste Mensch ist immer der, der dir gerade gegenübersteht, das notwendigste Werk ist stets die Liebe. (Meister Eckehart)

Achtsam sein bedeutet, innere und äußere Vorgänge mit ungeteilter, entspannter Aufmerksamkeit zu beobachten und "das ganze Bild" aufnehmen. Dabei basiert Achtsamkeit auf den folgenden vier Voraussetzungen:

Über-Bewusstheit: Wir verlieren uns nicht in einer Tätigkeit, sondern sind uns bewusst, dass wir etwas Bestimmtes tun.

Nicht abgelenkt sein: Unsere Wahrnehmung wird nicht beeinträchtigt durch Grübeleien, Zukunftssorgen, Gefühle oder andere Störungen.

Neutralität: Wir beurteilen oder bewerten nicht das Wahrgenommene, auch wenn uns etwas bereits bekannt vorkommt. und wir gerne auf Vorurteile oder Erfahrungen zurückgreifen möchten. Wir registrieren die Geschehnisse, ohne Gedanken oder Gefühle einzuklinken.

Perspektivenwechsel: Wir sind uns bewusst, dass unsere Sichtweise falsch, beschränkt oder einengend sein kann, weil Dinge aus unterschiedlichen Perspektiven betrachtet werden können.

Hier die erste Übung dazu:

Achtsamkeitsübung

Auf dem Weg nach Innen pilgern wir einmal ganz "körperlich". Zu dieser Übung ist es egal, ob Du nach draußen gehst, oder zuhause bleibst. Wichtig ist, dass Du Dir ein wenig Zeit für Dich nimmst und Störquellen abschaltest. 20 Minuten oder mehr wären günstig. Lies Dir die Übung zuerst einmal durch und versuche sie Dir ein wenig einzuprägen.

Beginne zu laufen. Im Kreis oder draußen auf einem Weg. Konzentriere Dich ganz auf Deine Schritte. Setze bewusst einen Fuß vor den anderen. Wie ist Deine Haltung dabei? Was drückt diese aus? (Beispiel: Leichtigkeit, Müdigkeit, Freude,...)

Bist Du nach vorne geneigt oder ganz gerade aufgerichtet?

Wo liegt Dein Körperschwerpunkt?

Wie ist der Untergrund beschaffen, auf dem Du gehst? (Weich, hart, elastisch, ...)

Was fühlst Du dabei?

Könntest Du dem Gefühl einen Namen geben?

Wie lautet er?

Was riechst Du?

Was schmeckst Du?

Wie geht es Dir dabei?

Spürst Du Deinen Atem?

Denke einmal an etwas sehr schönes und beobachte, wie sich dies auf Deine Haltung auswirkt.

Gehe weiter. Hat sich etwas verändert?

Richte Dich bewusst auf, führe die Schultern nach oben, nach hinten und dann nach unten, stelle Dir vor an Deinem Scheitelpunkt ist ein unsichtbarer Faden, der Dich nach oben zieht und hält. Laufe weiter.

Wie fühlst Du Dich jetzt? Ist es angenehm so gerade zu laufen?

Oder eher unnatürlich für Dich?

Spüre genau hin und lass Dir Zeit...

ೞ೩

*"Je bewusster ein Mensch handelt,
desto mehr werden andere Menschen in
seiner Gegenwart
liebevolle Gefühle empfinden."*
(Yoga Sutra 2.35)

Zurück zu unseren Yamas. Ahimsa lehrt uns nach meiner Ansicht vor allem auch sich selbst zu spüren. Mir ging es so, dass ich meine eigenen Grenzen nicht mehr wahr nahm und es mir deshalb oft schwer fiel nein zu sagen. Sich abgrenzen zu können ist für mich auf jedem Schritt dieses Weges wichtig. Achtsam mit mir umzugehen, mich zu fragen, ob etwas gut für mich ist, oder nicht. Es steht deshalb aus gutem Grund gleich an erster Stelle der „Beförderungsmittel". Ich empfinde es als bedeutsam sich dies immer wieder ins Gedächtnis zu rufen. Nimm Dir jetzt

Zeit hierzu Notizen in Dein Arbeitsbuch zu Deinen Erfahrungen zu machen:

Grenzen annehmen und Gewaltlosigkeit sind Tugenden, die in vielen Religionen hervor gehoben werden. Sie zu leben erfordert neben der oben beschriebenen Achtsamkeit auch Präsenz in unserem Handeln. Dinge und Menschen nicht zu bewerten, sondern anzunehmen wie sie sind, um zu vermeiden, diese mit Worten zu verletzen. Es geht darum friedvoller zu werden im Umgang mit uns und anderen. Wer kennt nicht folgende Sprichwörter:

> *"Was Du nicht willst, was man Dir tut,*
> *das füge auch keinem anderen zu!"*

Oder:

> *"Wie man in den Wald hineinruft, so schallt es*
> *zurück.*

Zu letzterem passt nun folgende in verschieden Varianten überlieferte Yoga-Geschichte:

Der Tempel der tausend Spiegel

*E*in Hund hatte von dem Tempel der tausend Spiegel gehört. Er wusste nicht, was Spiegel sind, aber er wollte den Tempel sehr gerne besuchen, da er sehr aufgeweckt und neugierig war. Nach einer langen Reise kam er dort an und lief die Stufen hinauf. Als er durch die Eingangstür getreten war, blickten ihn aus tausend Spiegeln tausend Hunde an. Er freute sich und wedelte mit dem Schwanz. Da freuten sich auch in den Spiegeln tausend Hunde und wedelten mit dem Schwanz. Der Hund verlies den Tempel in dem Bewusstsein: Die Welt ist voll mit freundlichen Hunden. Von da an ging er regelmäßig in den Tempel der tausend Spiegel um seine freundlichen Artgenossen zu sehen. An einem Nachmittag kam ein anderer Hund in den Tempel. Er hatte sich verirrt und war sehr verängstigt. Als er durch die Eingangstür getreten war, blickten ihn aus tausend Spiegeln tausend ebenso verängstigte Hunde an. Da zeigte er vor Angst seine Zähne und knurrte. In dem Moment knurrten aus dem Spiegel tausend Hunde zähnefletschend zurück. Der Hund zog schnell den Schwanz ein und eilte in dem Bewusstsein davon: Die Welt ist voll mit bösen Hunden. Nie wieder wollte er in diesen Tempel gehen.

☙❦☙

Der Tempel der tausend Spiegel symbolisiert die eigene Umgebung. Deshalb ist es wichtig, dass wir auf unsere Gedanken und die Energie achten, die wir ausstrahlen. Denn genau sie wird uns immer wieder gespiegelt.

2. Wahrhaftigkeit (Satya):

Aufrichtige Verständigung durch Sprache, Gesten und Handlungen In der Wahrheit leben. Grundsätzlich ehrlich zu sich selbst und anderen sein. Konsequent aus der persönlichen Wahrheit (Richtigkeit) heraus leben.

Wahrheit ist immer etwas sehr Subjektives. Es gibt nicht: DIE Wahrheit. Auch hierzu eine bekannte Yoga-Geschichte, die dies deutlich macht:

Die Blinden und der Elefant

Es waren einmal fünf weise Männer. Sie alle waren blind. Diese wurden von ihrem König auf eine Reise geschickt und sollten herausfinden, was ein Elefant ist. Deshalb machten sich die Blinden auf zu einer Reise nach Indien. Dort wurden sie von mehreren Helfern zu einem Elefanten geführt. Die fünf Weisen standen nun um das Tier herum und versuchten, sich durch Ertasten ein Bild von dem Elefanten zu machen. Als sie zurück zu ihrem König kamen, sollten sie ihm nun über den Elefanten berichten. Der erste Weise hatte am Kopf des Tieres gestanden und den Rüssel betastet. Er sprach: "Ein Elefant ist wie ein langes Rohr." Der zweite Weise hatte das Ohr des Elefanten ertastet und sprach: "Nein, ein Elefant ist wie ein großer Fächer." Der Dritte dagegen, der am Bein Stand sagte: "Aber nein, ein Elefant ist wie eine dicke Säule." Der vierte Weise meinte jedoch: "Also ich finde, ein Elefant ist wie eine kleine Strippe mit ein paar Haaren am Ende", denn er hatte nur den Schwanz des Elefanten ertastet. Und der fünfte Weise berichtete seinem König: " Also ich sage, ein Elefant ist wie eine riesige Masse, mit Rundungen und ein paar Borsten darauf." Dieser Gelehrte hatte den Rumpf des Tieres berührt. Nach diesen widersprüchlichen Äußerungen fürchteten die Weisen nun den Zorn des Königs, konnten sie sich doch nicht darauf einigen, was ein Elefant wirklich ist. Doch der König lächelte weise: "Ich danke Euch, denn ich weiß nun, was ein Elefant ist: Ein Elefant ist ein Tier mit einem Rüssel, der wie ein langes Rohr ist, mit Ohren, die wie Fächer sind, mit Beinen, die wie starke Säulen sind, mit einem Schwanz, der einer kleinen Strippe mit ein paar Haaren daran gleicht und mit einem Rumpf, der wie eine große Masse mit Rundungen und ein paar Borsten ist." Die Gelehrten senkten darauf beschämt ihren Kopf, nachdem sie erkannten, dass jeder von ihnen nur einen Teil des Elefanten ertastet hatte und sie dies für die einzige Wahrheit hielten.

☙❧

Kommt Dir dies bekannt vor? Ist es nicht auch bei uns manchmal so, dass wir nur einen Teil der Wahrheit kennen und diese für die einzig richtige halten. Oft würde dabei vielleicht schon ein Wechsel der Perspektive helfen.

൩൏

Was bedeutet nun Satya für mich? Ich habe bemerkt, dass ich alles glaube, was andere sagen. Es für die absolute Wahrheit halte. Viele Glaubenssätze sind dadurch entstanden, die ich ungefragt übernommen habe. So formte sich ein Bild von mir, welches ich einnahm und mich einengte. Als Kind hörte ich zum Beispiel Sätze wie: „Du hast keine Ausdauer" oder „das Leben ist schwer". Auf dem Weg zu mir begann ich, diese Sätze zu hinterfragen. Nicht mehr in allem auszuhalten, nur um zu beweisen, dass ich eben doch Ausdauer habe. Sondern bewusst Dinge auszuprobieren und dann wieder loszulassen, wenn sie nicht zu mir passen. Ein neues „Ich" begann sich zu entwickeln, welches sich ausprobieren darf und gleichzeitig das Leben leichter nimmt. Es gibt immer verschiedene Sichtweisen auf die Dinge und der erste Schritt der Veränderung ist es, sich dessen bewusst zu werden.

Passend dazu möchte ich betonen, dass dieses Buch meine Sicht der „Wahrheit" ist. Ich möchte Dich ermutigen sie zu überprüfen und Deine eigenen Erfahrungen zu machen. Das Thema Glaubenssätze werde ich später dann auch noch einmal genauer aufnehmen. Sie zu ändern wird ein weiteres großes Kapitel einnehmen.

Zeit für eigene Notizen:

3. Rechtschaffenheit (Asteya):

Nichtbegehren oder die Fähigkeit, uns von dem Wunsch nach Dingen, die uns nicht gehören zu lösen. Dieses Yama wird oft mit „nicht stehlen und nicht betrügen" übersetzt. Asteya meint ebenfalls Aufrichtigkeit / Authentizität. Es geht darum nicht grenzenlos Güter anzuhäufen, sondern sich vor allem an dem erfreuen, was man hat und dieses teilen. In der heutigen Zeit wird "Asteya" auch gerne mit "Neidlosigkeit" übersetzt. Wir sollen dankbar sein, für das, was wir haben und unseren Mitmenschen Besitz, Glück,... gönnen. Uns vielleicht sogar mit ihnen freuen. Positive Eigenschaften kultivieren. Das dies gut ist, wird in einer weiteren nun folgenden Geschichte deutlich:

Die zwei Wölfe

Eines Abends erzählte ein alter Indianer seinem Enkel über den Kampf, der in den Menschen tobt. Er sagte: „Mein Junge, es gibt einen Kampf zwischen zwei Wölfen in jedem von uns" Einer der Wölfe ist böse. Er ist Zorn, Neid, Eifersucht, Kummer, Bedauern, Habgier, Arroganz, Selbstmitleid, Beschuldigung, Feindseligkeit, Minderwertigkeitsgefühle, Lügen, falscher Stolz, Überheblichkeit und

Egoismus. Der andere Wolf ist gut. Er ist Freude, Friede, Liebe, Hoffnung, Gelassenheit, Bescheidenheit, Freundlichkeit, Güte, Menschlichkeit, Großzügigkeit, Wahrheit, Mitgefühl und Vertrauen. Der Enkel überlegte einige Zeit und fragte dann seinen Großvater: „Und welcher Wolf gewinnt?" Der alte Mann gab darauf zur Antwort: „Immer derjenige, den Du fütterst." (indianische Legende)

<u>Eigene Erfahrungen:</u>
Dieses Yama gab mir den Impuls dankbar zu sein für das, was ich habe statt ständig neidisch auf andere zu sein. Es zu pflegen und lieber weiter das Loslassen üben, statt immer wieder nach mehr zu streben.
Wie könntest Du es für Dich umsetzen?

4. Weisheit (Brahmacharya):

Mäßigung in all unserem Tun Spirituell leben (in der Weisheit leben/ Brahmacharya). Nicht dem Geld, sondern Gott (oder einer höheren Macht) dienen. Das Wesentliche vom Unwesentlichen unterscheiden.

Dieses Yama war zu Beginn eine große Herausforderung für mich. Wie eingangs beschrieben, bin ich in einem sehr christlich geprägten Haus aufgewachsen. Glaube, Beten und Kirchgänge bestimmten die Tage. Es war so viel, dass ich als Erwachsene von diesem dogmatischen beten zu jeder Tageszeit abkam und eine eher lockere Sicht der Dinge pflege. Ich suchte mein „Heil" auch in anderen Glaubensrichtungen und entdeckte letztendlich die Verbindung in allem. Gerade in Indien, dem Mutterland des Yoga, gibt es sehr viele verschiedene Glaubensrichtungen und auch Schriften, die sich damit beschäftigen Gemeinsamkeiten zu finden. (z. B. Die heilige Wissenschaft, von Swami Sri Yukteswar) Als mein Vater 2007 an Krebs starb war er zuletzt in einem Hospiz untergebracht. Eine der ehrenamtlichen Helferinnen dort sagte zu meiner Mutter: „ich sehe, dass sie sehr gläubig sind. Diese Menschen sind stärker, werden von einer unsichtbaren Kraft gehalten." Dieser Satz ließ mich wieder zurückkehren zu meinen Wurzeln und half mir auch in schwierigen Zeiten. Religion bedeutet letztendlich nichts anderes als „gewissenhafte Berücksichtigung", „Sorgfalt" und „Rückverbindung". In dem Jahr der ersten Drucklegung dieses Buches, lieh mir zudem eine Freundin das Buch „E2 – wie ihre Gedanken die Welt verändern" von Pam Grout aus. Die Autorin beschreibt darin die Existenz einen universellen Feldes, welches uns alle verbindet. Wir können es Gott oder anders nennen, das ist egal. Sie gibt wissenschaftliche Beweise für dessen Existenz an und lädt dann ein, anhand von neun Experimenten eigene Erfahrungen dazu zu machen. Solltest Du es auch lesen wollen, möchte ich Dich nun nicht zu sehr beeinflussen. Für mich gab es aber wirklich erstaunliche und faszinierende Erlebnisse durch diese Experimente. Es zeigte mir, dass es etwas gibt, was größer ist, als wir. Wie immer wir es auch benennen wollen. An dieser Stelle passt erneut eine kleine Geschichte zum schmunzeln:

Gottvertrauen

Drei Mönche sitzen in einem Boot und angeln. Nach einer Weile gehen dem einen Mönch die Würmer aus. Er legt seine Angel zur Seite, schaut kurz zum Himmel und dann aufs Wasser. Er zieht seine Kutte etwas hoch, steigt aus dem Boot, läuft über das Wasser zum Ufer, wo er sich einige Würmer holt, um dann zurück über das Wasser zum Boot zu laufen und weiter zu angeln. Nach einer Weile gehen dem nächsten Mönch die Würmer aus. Auch er legt seine Angel zur Seite, schaut kurz zum Himmel, dann aufs Wasser, zieht seine Kutte etwas hoch, steigt aus dem Boot, läuft übers Wasser zum Ufer, holt einige Würmer, läuft über das Wasser zum Boot zurück und angelt weiter. Nach einer Weile gehen auch dem dritten Mönch die Würmer aus. Er legt seine Angel zur Seite, schaut kurz zum Himmel, dann aufs Wasser, zieht seine Kutte etwas hoch, steigt aus dem Boot und versinkt wie ein Stein. Meint der erste Mönch zum anderen: "Gottvertrauen hat er ja ..." "Ja, das hat er", meint der andere Mönch, " er weiß leider nicht, wo die Pfähle stehen."*

ೞ⃝ಲ

Zurück zu den Sutren. Die Übersetzung von Desikachar meint in heutiger Sicht mit „brahmarchaya" übrigens eher auch einen bewussten

Verzicht auf etwas. Probiere es aus, mache ein Wochenende lang "Medienfasten". Handy und Computer bleiben aus. Was ist es für ein Gefühl, nicht mehr ständig erreichbar zu sein? Die Mails zu checken? Zwei Tage auf einem weit entfernten Planeten zu leben? Vielleicht sogar wieder mehr Zeit für sich zur Verfügung zu haben? Spannend, oder?

Schreibe Deine Erfahrungen in Dein Arbeitsbuch:

5. Neidlosigkeit (Aparigraha):

Die Fähigkeit, uns auf das zu beschränken, was wir brauchen, und nur das anzunehmen, was uns zusteht. Mäßigung in äußeren Genüssen. (Auch hier empfinde ich die englische Version „absence of greed for possessions" schöner und aussagekräftiger, deshalb sei diese zum besseren Verständnis ebenfalls wieder erwähnt.)

Dieses Yama kann man direkt zum dritten stellen. Wieder spielt die Dankbarkeit für das, was man hat eine große Rolle. Nicht immer nach mehr streben, sondern Zufriedenheit entwickeln. Es wird immer jemand geben, der mehr hat, schöner, größer, besser ist. Aber auch das Gegenteil wird immer der Fall sein.

Gras ist immer grüner auf der anderen Seite, aber wenn du dich um das Gras auf deiner Seite kümmerst, kann es bei dir auch grün sein.

(unbekannt)

Der Dieb

Eines Tages drang ein Dieb in die Hütte eines bekannten des Zen-Meisters ein: «Geld her oder ich werde dich töten!», drohte er. Der Meister erwiderte ihm ganz ruhig: «Mein Geld ist dort drüben in der Schublade. Nimm es dir, aber vielleicht bist du so nett und lässt mir noch ein klein wenig übrig, da ich morgen noch etwas Reis einkaufen sollte.» Der Dieb war zwar sehr erstaunt, nahm sich dann aber doch fast das ganze Geld. Als er schon an der Tür war, sagte der Zen-Meister zu ihm: «Wenn man etwas erhalten hat, sollte man sich auch dafür bedanken.» «Danke», erwiderte der Dieb kopfschüttelnd und verschwand. Wenig später wurde der Mann bei einem anderen Einbruch verhaftet, und er gestand, unter anderem auch den Zen-Meister bestohlen zu haben, der daraufhin zur Polizeiwache gerufen wurde. «Er hat auch euer Geld gestohlen, nicht wahr?», fragte der Polizist. «Oh nein, er hat mir nichts gestohlen. Ich gab ihm das Geld, und er bedankte sich dafür», sagte der Meister. Der Dieb war so gerührt, dass er die Tat bereute. Deshalb wurde er nach seiner Entlassung aus dem Gefängnis ein Schüler des Meisters, und viele Jahre später erreichte er die Erleuchtung. (Eine Überlieferung aus dem Zen)

☙❧

In Vers 2.31. der bereits genannten Übersetzung heißt es nun weiter: Lebt ein Mensch in vollkommener Übereinstimmung mit den Yama, wird er niemals davon abweichen, egal welcher Berufung er folgt, an welchem Ort und zu welcher Zeit er lebt und welcher Art seine momentanen Umstände sind. So erfüllt er die höchste Stufe.

Zur weiteren Erklärung heißt es bei Desikachars Erläuterung des Yogasutras: *Mit einer solchen Haltung können wir nicht beginnen. Versuchen wir einfach von heute auf morgen entsprechend der Yama zu leben, so wird uns das nicht gelingen; immer wieder werden wir Entschuldigungen für irgendwelche Ausnahmen finden. Wenn wir uns jedoch bemühen, die Ursachen für falsche Sicht- und Verhaltensweisen herauszufinden und wenn wir die zugrundeliegenden Hindernisse (Klesas) im Geist erkennen, dann werden sich unsere Haltungen ganz natürlich und schrittweise verändern. Die "Klesas" werden an Kraft und Einfluss verlieren und unser Umgang mit der Umwelt und unser Verhalten gegenüber anderen Menschen wird klarer und angemessener werden.*

Ab dem Vers 2.32. beginnen die

Nyama, unsere Haltung gegenüber uns selbst

welche folgende Aspekte beinhalten:

6. Reinigung (Saucha):

Reinheit, die sich auf unseren Geist, unseren Körper und unsere Umgebung bezieht. In dem Maße, in dem sich Reinheit in uns entwickelt, werden wir übermäßige Sorge um die vergänglichen Aspekte unseres Körpers aufgeben und einen angemessenen Umgang in Kontakt mit anderen Menschen finden. Innere Reinheit ermöglicht uns, klar zu unterscheiden zwischen dem, was unrein und vergänglich ist und daher unserer Pflege bedarf und dem, was ewig rein ist. Das, was vergeht, ist das Äußere. Das, was nicht vergeht und immer rein ist, liegt tief in unserem Innern. Übermäßige Beschäftigung mit äußeren Dingen und starkes Anhaften wird sich im Laufe der Zeit durch das Wachsen von innerer Reinheit verlieren. In unserer Kultur ist das Herz ein Symbol für innere Reinheit. Erneut eine schöne Geschichte die zu diesem Nyama passt:

Weise Geschichten - Das perfekte Herz

Eines Tages stand ein junger Mann mitten in der Stadt und erklärte, dass er das schönste Herz im ganzen Tal habe. Eine große Menschenmenge versammelte sich und sie alle bewunderten sein Herz, denn es war perfekt. Es gab keinen Fleck oder Fehler in ihm. Ja, sie alle gaben ihm Recht, es war wirklich das schönste Herz, das sie je gesehen hatten. Der junge Mann war sehr stolz und prahlte noch lauter über sein schönes Herz. Plötzlich tauchte ein alter Mann vor der Menge auf und sagte: "Nun, dein Herz ist nicht annähernd so schön, wie meines." Die Menschenmenge und der junge Mann schauten das Herz des alten Mannes an. Es schlug kräftig, aber es war voller Narben, es hatte Stellen, an denen Stücke entfernt und durch andere ersetzt worden waren. Sie passten nicht richtig und es gab einige ausgefranste Ecken... Genau gesagt, waren an einigen Stellen tiefe Furchen, in denen ganze Teile fehlten. Die Leute starrten ihn an und dachten: Wie kann er behaupten, sein Herz sei schöner? Der junge Mann schaute auf des alten Mannes Herz, sah dessen Zustand und lachte: "Du musst scherzen", sagte er, "dein Herz mit meinem zu vergleichen. Meines ist perfekt und deines ist ein Durcheinander aus Narben und Tränen." "Ja", sagte der alte Mann, "deines sieht perfekt aus, aber ich würde niemals mit dir tauschen. Jede Narbe steht für einen Menschen, dem ich meine Liebe gegeben habe. Ich reiße ein Stück meines Herzens heraus und reiche es ihnen und oft geben sie mir ein Stück ihres Herzens, das in die leere Stelle meines Herzens passt. Aber weil die Stücke nicht genau passen, habe ich einige raue Kanten, die ich sehr schätze, denn sie erinnern mich an die Liebe, die wir teilten. Manchmal habe ich auch ein Stück meines Herzens gegeben, ohne dass mir der andere ein Stück seines Herzens zurückgegeben hat. Das sind die leeren Furchen. Liebe geben heißt manchmal auch ein Risiko einzugehen. Auch wenn diese Furchen schmerzhaft sind, bleiben sie offen und auch sie erinnern mich an die Liebe, die ich für diese Menschen empfinde. Ich hoffe, dass sie eines Tages zurückkehren und den Platz ausfüllen werden. Erkennst du jetzt, was wahre Schönheit ist?" Der junge Mann stand still da und Tränen rannen über seine Wangen. Er ging auf den alten Mann zu, griff nach seinem perfekten jungen und schönen Herzen und riss ein Stück heraus. Er bot es dem alten Mann mit zitternden Händen an. Der alte Mann nahm das Angebot an, setzte es in sein Herz. Er nahm dann ein Stück seines alten vernarbten Herzens und füllte damit die Wunde in des jungen Mannes Herzen. Es passte nicht perfekt, da es einige ausgefranste Ränder hatte. Der junge Mann sah sein Herz an, nicht mehr perfekt, aber schöner als je zuvor, denn er spürte die Liebe des alten Mannes in sein Herz fließen. Sie umarmten sich und gingen fort, Seite an Seite. (Gefunden im Internet in verschiedenen Quellen, Herkunft unbekannt)

সূত

Dem bleibt nichts mehr hinzuzufügen, so dass nun gleich Vers 2.42. folgt:

7. Zufriedenheit (Santosha)

Tiefe Zufriedenheit lässt uns grenzenloses Glück erfahren. Bescheidenheit und Zufriedenheit, die darauf beruht, dass wir mit dem glücklich sind, was wir haben und nicht ständig etwas vermissen, was wir nicht haben. Das Glücksgefühl, welches wir empfinden, wenn wir irgendwelche Dinge erwerben, ist immer nur von vorübergehender Natur. Wollen wir dieses Gefühl aufrechterhalten, so müssen wir ständig für Nachschub in irgendeiner Form sorgen. Dies ist natürlich ein endloses Unterfangen, da in uns von den Medien immer neue Bedürfnisse geweckt werden. Echte Zufriedenheit bedeutet dagegen etwas ganz anderes. Sie ist etwas besonderes und führt zu wirklicher Glückseligkeit.

Das Geheimnis der Zufriedenheit

E s kamen einmal ein paar Suchende zu einem alten Zenmeister. „Meister", fragte einer von ihnen „was tust du, um glücklich und zufrieden zu sein? Ich wäre auch gerne so glücklich wie du." Der Alte antwortete mit mildem Lächeln: „Wenn ich liege, dann liege ich. Wenn ich aufstehe, dann stehe ich auf. Wenn ich gehe, dann gehe ich und wenn ich esse, dann esse ich." Die Fragenden schauten etwas betreten in die Runde. Einer platzte heraus: „Bitte, treibe keinen Spott mit uns. Was du sagst, tun wir auch. Wir schlafen, essen und gehen. Aber wir sind nicht glücklich. Was ist also dein Geheimnis?" Es kam die gleiche Antwort: „Wenn ich liege, dann liege ich. Wenn ich aufstehe, dann stehe ich auf. Wenn ich gehe, dann gehe ich und wenn ich esse, dann esse ich." Die Unruhe und den Unmut der Suchenden betrachtend, fügte der Meister nach einer Weile hinzu: „Sicher liegt auch Ihr und Ihr geht auch und Ihr esst. Aber während Ihr liegt, denkt Ihr schon ans Aufstehen. Während Ihr aufsteht, überlegt Ihr, wohin Ihr geht und während Ihr geht, fragt Ihr Euch, was Ihr essen werdet. So sind Eure Gedanken ständig woanders und nicht da, wo Ihr gerade seid. In dem Schnittpunkt zwischen Vergangenheit und Zukunft findet das eigentliche Leben statt. Lasst Euch auf diesen nicht messbaren Augenblick ganz ein und Ihr habt die Chance, wirklich glücklich und zufrieden zu sein." (nach einer zenbuddhistischen Parabel)

༄༅

Gelange in die große Zufriedenheit mit Dir und deinem Leben.

- Welcher Gedanke hilft Dir in die Zufriedenheit zu kommen?

- Für was bist Du dankbar in Deinem Leben? Mache es Dir zur Gewohnheit abends mindestens zwei Dinge aufzuschreiben für die du dankbar bist. Sich dieser Dinge bewusst zu werden hilft, sie zu vermehren!

(Wie Du sehen kannst ist hier ebenfalls Achtsamkeit gefragt. Um nicht alles als selbstverständlich anzusehen, sondern Dankbarkeit für das zu entwickeln, was wir bereits haben.) Nimm Dir wieder Zeit Deine eigen Notizen hierzu zu machen:

8. Zielstrebigkeit (Tapas):

Ein klarer Entschluss (Gelöbnis), ein klarer Lebensplan und ein konsequenter Weg des Übens. Tapas bedeutet ein diszipliniertes Leben zu führen. Wer eine klare Zielorientierung und große Ausdauer hat, der siegt auf seinem Weg. Es geht um das Lösen von Blockaden in unserem Geist, indem wir in unserem Leben eine gewisse Disziplin einhalten. Diese bezieht sich hier vor allem auf Körper- und Atemübungen, auf unsere Ernährung, Schlaf und den Umgang mit Arbeit und Erholung. Um dieses Buch zu schreiben, bedurfte es viel „tapas". Sich täglich Zeit zu nehmen daran zu arbeiten, sich Gedanken zu machen, erforderte viel Disziplin und Durchhaltevermögen von mir. Zugleich machte es mich auch glücklich, wenn wieder ein Kapitel entstanden war, das Buch wuchs und ich das Gefühl hatte in meiner eigenen Entwicklung ein Schritt weitergehen zu können.

ⓒ൴

Oft wundern wir uns auch, weshalb unsere guten Vorsätze scheitern. Wir wollen vielleicht ab sofort nur noch gesunde Nahrung essen. Im Supermarkt angekommen, schaffen wir es aber nicht den vielen Verlockungen zu widerstehen, belügen uns selbst indem wir Dinge einkaufen, die unserem Vorsatz widerspricht. Sagen: "Ach die eine Schachtel Pralinen dient nur dem Genuss" (Oder ähnliches) Am Ende ist der Einkaufswagen dann doch wieder gefüllt wie immer. Wie kommt das?

Dies liegt mit an einer mangelnden Entschlusskraft. Wir wollen zwar etwas ändern, aber dies allein reicht nicht. Es benötigt viel "Tapas" Disziplin - ein starker Entschluss um unsere Gedanken zu verändern. So dass unser "Wollen" von dem Entschluss geleitet wird. Um ein starkes Tapas zu haben brauchen wir ebenfalls die Achtsamkeit in unseren Gedanken. Wären wir in dem Beispiel von eben bewusster gewesen, wäre die Pralinenschachtel sicher nicht im Einkaufswagen gelandet. Es greift eines in das andere über. Um unsere Entschlusskraft zu stärken hier nun die ersten Asanas:

Übungsreihe für das innere Feuer (zum spüren der eigenen Kraft):

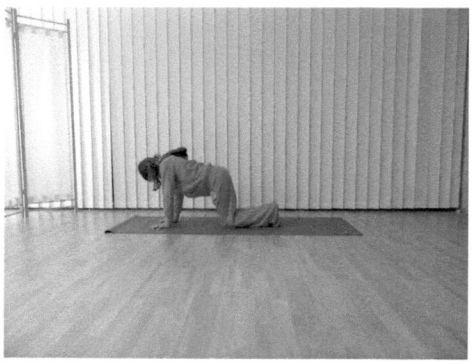

Beginne im Vierfüßlerstand, Handgelenke unter den Schultergelenken, Kniegelenke unter den Hüftgelenken. Mit der EA hebe das rechte Bein und den linken Arm ab. Gehe in die Länge, das Becken bleibt ausgerichtet. Ausatmend zurück in die Ausgangstellung, Einatmend dann der Wechsel, linkes Bein und rechten Arm abheben. Fließe so einige Male im eigenen Atemrhythmus hin und her.

Dann vom Vierfüßlerstand ausgehend das rechte Bein nach hinten ausstrecken und gleichzeitig den rechten Arm nach oben Richtung Decke führen. Der Blick folgt. Drücke Dich mit dem Standarm fest in den Boden und spüre Deine Kraft. Wechsle zur anderen Seite. Das ganze drei bis fünf mal. Kehre zurück in den Vierfüßlerstand, stelle die Zehenspitzen auf und führe das Gesäß nach oben Richtung Decke. => Hund

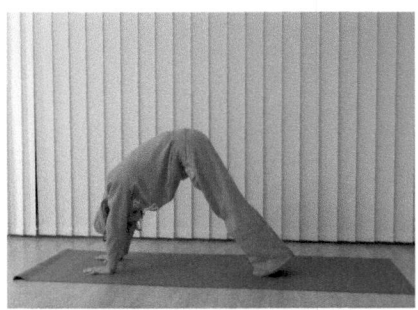

Sei ganz dynamisch, bringe abwechselnd die rechte und die linke Ferse zu Boden. (Laufender Hund) Dann versuche beide Fersen zu Boden zu führen, bevor Du mit den Füßen zu den Händen läufst. (Vorbeuge)

Führe die Hände hinter dem Rücken zusammen und ziehe Dich aus eigener Kraft nach oben, komme in die erste Heldenhaltung. Das rechte Bein ist gebeugt, das Kniegelenk über dem Fußgelenk. Der Oberkörper ist in einer leichten Rückbeuge. Richte auch hier Dein Bewusstsein auf die Dir newohnende Kraft.

Mit einer Ausatmung fächere die Arme auseinander in die zweite Heldenhaltung. Der Blick ist nach vorne gerichtet, auf Dein Ziel. Führe den vorderen Arm leicht nach oben und den hinteren etwas tiefer am Bein entlang nach unten, die Variation des zweiten Helden. Auch friedvoller Held genannt.

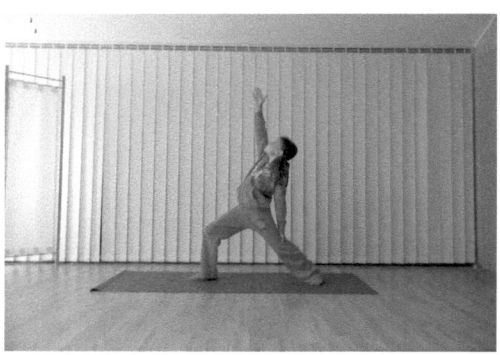

Mit einer Ausatmung kehre zurück in den Held I, von da in den Hund.

Bein wechseln und wieder in die Vorbeuge laufen. Mache mindestens drei Wiederholungen pro Seite. Spüre immer wieder die Kraft, die in Dir ist und fühle die Heldin mit ihrer Stärke in Dir!

ೞ೮

9. Selbststudium (Swadhyaya):

Auch mit Selbstbeobachtung zu übersetzen. Studiere Dich selbst um die eigene Entwicklung zu überprüfen und Weisheit zu erlangen. Um uns selbst zu verändern, benötigen wir die Selbstbeobachtung Swadhaya als einen grundlegenden Schritt dafür. Wenn wir uns unseren unbewussten Verhaltensweisen bewusst werden wollen, müssen wir sie beobachten, beziehungsweise zuerst einmal entdecken. Hierzu hilft uns die Meditation, eines der weiteren Glieder des achtfachen Weges, welche wir später noch besser kennenlernen. Mache Dir zunächst einmal Notizen oder noch besser führe Tagebuch. Schreibe Dir einmal mindestens 10 Minuten alles auf, was Dir in den Sinn kommt. Bei dieser Übung geht es vorrangig darum zu erkennen, was wir den Tag über denken. Um die dahinter stehenden Verhaltensweisen zu verändern braucht es dann Zeit, Disziplin (Tapas) und Geduld. Im zweiten Teil des Buches möchte ich auch darauf noch näher eingehen.

Wir haben ca. 60.000 bis 80.000 unbewusste Gedanken pro Tag und diese Übung zeigt, dass unser "innerer Kritiker" unaufhörlich mit uns spricht. Da wir dadurch in den meisten Fällen ein sehr negatives Bild von uns bestärken, suchen wir nun zuerst eine Möglichkeit diese Vorgang zu unterbrechen, den Kritiker zum Schweigen zu bringen. Ich bediene mich hierzu gerne eines Mantras. Das Wort kommt von "**manas**" = der Geist und **tram** = Schutz, den Geist schützen. Anderen Übersetzungen zufolge bedeutet es soviel wie Werkzeug des Geistes oder auch "den

Geist überqueren". Mantra sind gleichbleibende Worte oder Silben, oft in Verbindung mit Gott. Diese gibt es in jeder Kultur und Sprache. Bei der Mantra-Meditation im Yoga wird meistens Sanskrit verwendet, die Sprache in der die heiligen Texte verfasst sind. (Wie z.B. auch das Yoga Sutra). Für unseren Pilgerweg empfehle ich jedoch eines in der eigenen Muttersprache. Meines lautet z.B.: Ich bin glücklich, ich bin gut! Ich wieder hole es so oft wie möglich, idealerweise nutze ich zusätzlich eine Mala, eine klassische indische Gebetskette*. Für Dich nun hier einige Beispiele:

- Es geht mir gut
- Ich bin wertvoll
- Ich bin gelassen
- Ich bin schön
- I am - Ich bin
- SAT NAM (Wahrheit ist mein Name = ich bin wahrhaftig)
- Sat cit ananda (Sein - Bewusstsein - Glückseligkeit)

Oder klassisch:

- Aum (der Urlaut aus dem alles entstand, besser bekannt als:) OM

Eine Mala besteht aus 108 Perlen und ist vergleichbar mt dem christlichen Rosenkranz, der interessanterweise 54 Perlen, also die Hälfte davon aufweist.

ॐ

Probleme lassen sich ebenfalls nur lösen, wenn wir uns Zeit zur Reflektion nehmen. Dies belegt wieder folgende Geschichte:

Auf der Suche nach der Lösung

Es war einmal ein Mann, der ein für ihn scheinbar unlösbares Problem mit sich herumschleppte. Auf der ständigen Suche nach einer Lösung eilte er durch die Gegend. Trotzdem konnte er keine Lösung finden, auch wenn er sich sehr abmühte und unermüdlich suchte. Er wusste nicht, dass die Lösung ihm folgte. Sie war selbst außer Atem und schaffte es deshalb nicht, den hektisch Suchenden einzuholen. Der Mann eilte von einem Ort zum anderen und gönnte sich keine Ruhe. Schließlich war er dann so erschöpft, dass er sich in den Schatten eines Baumes für eine kurze Rast hinlegte und dabei einschlief. Die Lösung, die ihn immer noch auf den Fersen war, stolperte nun über ihn. Der Mann wachte auf und hatte plötzlich die Lösung für sein Problem vor sich. (Verfasser unbekannt)

ॐ

Das letze Niyama ist die

10. Hingabe

Vertraue auf eine höhere Macht, die Dir Kraft und Stärke gibt auf Deinem Weg. "*Mit der Hingabe an das Höhere wächst die Fähigkeit in uns, alles in seiner Vollkommenheit zu erkennen" (Yoga Sutra 2.45)*

Dieses Glied möchte uns ermutigen das Leben anzunehmen, so wie es ist. Auch eine Akzeptanz gegenüber Dingen oder Widrigkeiten zu kultivieren, selbst wenn es schwerfällt. Diese erleichtert oft den Umgang mit allem. Sicher hast Du auch schon von dem bekannten Gebet des Franz von Assisis gehört:

> "Herr, gib mir die Kraft, die Dinge zu ändern, die ich ändern kann, die Gelassenheit, das Unabänderliche zu ertragen und die Weisheit, zwischen diesen beiden Dingen die rechte Unterscheidung zu treffen."

Bei diesem Niyama verweise ich wieder auf das fünfte Yama. Auf die Kraft die alles umgibt, die uns hält und stärkt, egal wie wir sie benennen. Es ist nicht wichtig, ob Du religiös bist oder nicht, aber die Hingabe oder besser das Vertrauen an eine höhere Kraft erleichtert Dir das Leben ungemein.

Auch denke ich hierbei immer wieder an meine Reitstunden, die ich mir 2014 gegönnt habe, da dies ein lang gehegter Traum war. Im Reiten lernt man immer wieder: Annehmen – nachgeben, annehmen – nachgeben,... genau so ist das im Leben, nicht wahr?

Eine Übungsreihe zu diesem Thema:
Die tibetischen Niederwerfungen

Beginne in der Grundhaltung, Samasthiti. Die Füße sind hüftgelenkbreit, so dass ein dritter Fuß dazwischen Platz hätte. Die Fußaußenkanten sind parallel. Falte die Hände vor dem Herzzentrum und sammle Dich. Mit einer Einatmung führe die Arme über die Seite nach oben. Lege die Handflächen aufeinander und führe die Hände mit der Ausatmung zum Schädeldach, zur Stirn, zurück zum Herz.

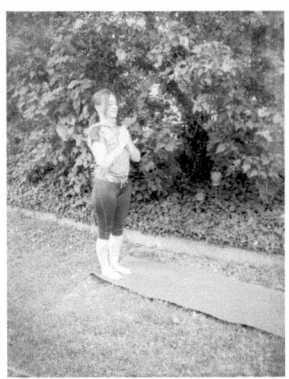

Immer noch ausatmend, komme auf die Knie und lege dann beide Hände auf dem Boden ab. Einatmend blicke auf.

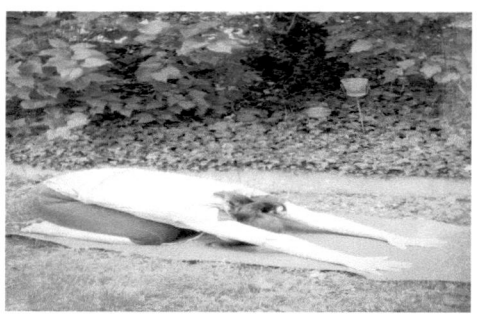

Ausatmend schiebe die Hände nach vorne. Rutsche in Bauchlage. Falte die Hände wieder und führe sie an den Hinterkopf, lege sie dann vor dem Kopf ab. Atme ein und hebe den Kopf. Verweile hier für einen Atemzug und mach Dich im Geiste bereit für den Rückweg.

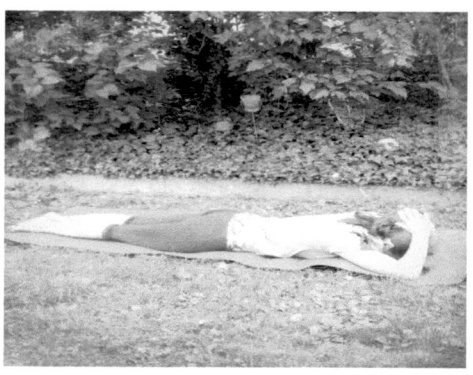

Beginne ausatmend die Hände so weit wie möglich neben dem Körper hinten aufzusetzen, Dich zurückzuschieben bist Du wieder auf den Knien bist.

Mit der Einatmung aufrichten und die Hände ausatmend erneut zum Schädeldach, zur Stirn und zur Brust führen. Einatmend von vorne beginnen.

ॐ

Das Karana (Übungsfolge) spiegelt das Auf und Ab des Lebens. Nach jedem Hoch gibt es ein Tief, nach jedem Tief geht es wieder bergauf. Es will helfen mit diesem Wissen durch das Leben zu fließen, es anzunehmen und sicher zu sein, dass man immer wieder aus eigener Kraft nach oben kommt. Von den Tibetern wird diese Abfolge durchgeführt, während sie den heiligen Berg Kailash umrunden. Es zeugt für eine Demut vor dem Leben.

ॐ

Wie sind Deine Erfahrungen damit? Es ist wieder Zeit, dies in Dein Arbeitsheft einzutragen.

Im nächsten Kapitel wenden wir uns jetzt unserem Gefährt zu, welches unsere Seele durch das Leben trägt.

Der Körper

*Tu deinem Körper etwas Gutes,
damit die Seele Lust hat darin zu wohnen.
(Terese von Avila)*

Die Überschrift zu diesem Kapitel müsste korrekterweise „Asana" lauten. Denn an dritter Stelle des achtgliedrigen Weges kommt nun Asana - die Körperhaltung. Ich habe ganz bewusst „der Körper" gewählt, da es viel mehr Aspekte beinhalten wird, als nur auf die Körperhaltungen einzugehen.

Yoga hat das Ziel die Einheit zwischen Körper, Geist und Seele zu schaffen. Deshalb finde ich es durchaus legal, gerade hier mehr Anleihen aus unser westlichen Welt zu nehmen und auch den „Wohlfühlfaktor" mit einzubeziehen. Wie obiges Sprichwort schon sagt, wirkt sich eine gute körperliche Verfassung auf unsere Seele aus, genauso wie natürlich eine gute seelische Verfassung Einfluss auf den Körper hat. So möchte ich gerade in diesem Kapitel eine gelungene Synthese zwischen Ost und West schaffen. Darum nun zunächst wieder ein Zitat aus den Sutren:

*Das Verringern von Hindernissen im Geist
und Blockaden im Körper führt dazu, dass sich
unsere körperlichen Funktionen in einem
harmonischen Gleichgewicht befinden.
(Sutra 2.43)*

Das Symbol auf dem Pilgerweg ist die Jakobsmuschel. Die Furchen sollen die Wege darstellen, die auf ein gemeinsames Pilgerziel hinführen. Früher hatten die Pilger, die von Santiago zurückkehrten, die Muschel bei sich, die sie an ihre Pilgermäntel hängten. Die Muschel symbolisierte die guten Taten der Wallfahrer.

„Die zwei Schilde der Muschel bezeichnen die zwei Wege der Liebe, auf denen der Pilger sein Leben zum Ziel führt: Gott über alles und den Nächsten wie sich selbst zu lieben." So beschreibt es der erste Reiseführer Codex Calixtinus"

Da wir unseren weiteren Weg nun von Außen (über den Körper) nach Innen zur Seele gehen, verwenden wir im weiteren Verlauf des Buches nun das Symbol des Schneckenhauses. Dieses wird ab jetzt immer wieder als kleine Erinnerung auftauchen.

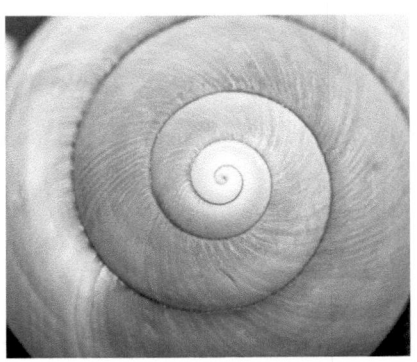

Das Schneckenhaus sieht aus, als wäre eine Lebensspirale aufgemalt. So wandern wir bildlich auf ihr nach Innen zu unserem ureigensten Zentrum.

Zunächst einmal befassen wir uns mit unserer Körperhaltung, denn diese sagt sehr viel über die eigene Seele aus. Die Zellen speichern alles, was wir erlebt haben. Man spricht hier auch von dem so genannten "Körperspeicher". Alle Erlebnisse drücken sich irgendwie durch unseren Körper aus. Der Volksmund weiß dies schon lange. Sicher kennst Du Ausdrücke wie: *„ Das lastet auf meinen Schultern, ich fühle mich bedrückt, er lässt den Kopf hängen"* und andere.

Wie sieht dies wohl aus? Asanas – die Yoga-Haltungen eignen sich hervorragend um diesen Körperpanzer aufzubrechen, zu lösen. Dazu später noch mehr. In der Regel kommen diese Verspannungen von Stress. Da ich wie in der Einleitung beschrieben, aufgrund eines stressbedingten Burnouts mich auf diesen yogischen Pilgerweg begeben habe, möchte ich das Thema jetzt zu Deinem Verständnis etwas näher beleuchten und hier einschieben. Sollte dies auch Dein Thema sein, möchte ich Dir mein Buch „Wege aus dem Stresszyklus mit Yoga und Pilates" empfehlen, welches 2015 erschienen ist.

Unter Stress versteht man ganz allgemein alle Belastungen oder Anforderungen, die bei Menschen zu einer Stressreaktion führen können. Dies muss nicht negativ sein, gibt es doch auch den sogenannten Eu-Stress, der uns zu Hochleistungen führt. Hier geht es aber jetzt um die Version, die mehrheitlich bekannt ist, den Di-Stress. Hält dieser ständig an, kann sich dies nachteilig auf die Gesundheit auswirken, wie wir sicher alle wissen. Deshalb sollten wir es gar nicht soweit kommen lassen. Dass es in bestimmten Situationen zu einer Stressreaktion des Körpers kommt, ist ganz natürlich und muss erst einmal keine Besorgnis erregen. In Hinblick auf die Entwicklungsgeschichte des Menschen half die Stressreaktion vor allem in akuten Gefahren beim Überleben. Denn sie aktiviert den Körper und stellt möglichst viel Energie bereit, um für einen Angriff oder eine Flucht gewappnet zu sein. Durch diese Reaktion war es unseren Vorfahren möglich, zum Beispiel bei der Begegnung mit einem wilden Tier rasch genug zu reagieren – entweder durch Kampf oder Flucht.

Heutzutage mündet eine Situation die Stress auslöst jedoch eher selten in körperliche Aktivität. Wie gleich erläutert wird kann deshalb Stress, der dauerhaft anhält, nachteilige Auswirkungen auf die Gesundheit haben.

Stressoren (Stressauslöser, Stressfaktoren)

Unter Stressoren (Stressauslöser, Stressfaktoren) versteht man alle äußeren Belastungen oder Anforderungen, die zu einer Stressreaktion führen. Ob ein verpasster Bus, Lärmbelästigung oder familiäre Belastungen – wie genau Stressoren aussehen, ist ganz unterschiedlich und individuell sehr verschieden. Dies bedeutet Stress auslösende Faktoren sind in jedem Fall sehr subjektiv. Allgemein betrachtet können folgende Faktoren Stressauslöser sein:

physikalische Umwelt: Reize wie Kälte, Hitze oder Lärm können Stress auslösen.

der eigene Körper: Auch innere Reize (Schmerzen, Hunger oder Durst) können eine Quelle für Stress sein.

mentale Stressoren: Viele Stressfaktoren haben mit der individuellen Situation zu tun, insbesondere mit den jeweiligen Leistungsanforderungen, denen man ausgesetzt ist. Zu den mentalen Stressauslösern zählen daher unter anderen: Prüfungssituationen, Zeitdruck, Überforderungsgefühle oder das Gefühl, eine große Verantwortung zu tragen.

soziale Stressoren: Im Alltag muss man mit anderen Menschen auskommen. Zwischenmenschliche Konflikte sind bei vielen die häufigsten Stressfaktoren. Ungelöste Probleme, Konkurrenz, Trennungen und Verlusterfahrungen, aber auch Vereinsamung können deshalb zu Stress führen.

Anforderungen können somit Stressauslöser sein – müssen es aber nicht. Das heißt, Anforderungen lösen nicht unbedingt jedes Mal eine Stressreaktion aus. Zu dieser kommt es vor allem bei

Anforderungen, bei denen man persönlich nicht richtig einschätzen kann, ob man diesen gewachsen ist. Hat man dagegen den Eindruck, dass man mit der Anforderung gut zurechtkommen wird, bleibt eine Stressreaktion aus, selbst wenn man sich für das Erledigen der Aufgabe unter Umständen anstrengen muss.

Als Faktor kommt ebenfalls unserer körperlicher Zustand hinzu. Sind wir erholt und entspannt, nehmen wir Herausforderungen gelassener auf, als wenn wir nervös und unruhig sind.

Löst nun einer oder mehrere der genannten Stressoren Stress aus, kommt es zu einer:

Stressreaktion:

Unter einer Stressreaktion versteht man Vorgänge, die bei einer Person als Folge von Stress ausgelöst werden. Stressreaktionen erfolgen dabei auf verschiedenen Ebenen gleichzeitig:

<u>Auf der körperlichen Ebene:</u> Bei einer Stressreaktion reagiert der Körper mit vielen Veränderungen. Sie sollen den Körper aktivieren und handlungsbereit machen, deshalb wird Energie bereitgestellt. („Fight or Flight" = Kampf oder Flucht) Als Reaktion auf Stress beschleunigt sich deshalb z.B. der Herzschlag, Muskeln spannen sich an, die Atmung wird schneller. Dies mag für einen kurzen Zeitraum gerechtfertigt sein. Hält die Stressreaktion jedoch längere Zeit an, kann sich dies verständlicherweise langfristig nach-

teilig auf die Gesundheit auswirken und beispielsweise zu Erschöpfungszuständen führen.

<u>Auf der für andere sichtbaren Ebene:</u> Darunter fällt all das, was andere an einem beobachten können, wenn man unter Stress steht – also sowohl beim Verhalten als auch bei Äußerungen, man wird zum Beispiel hastig und ungeduldig, macht bei der Arbeit nur kurze oder gar keine Pausen, lässt sich keine Zeit mehr beim Essen, sondern schlingt es herunter, spricht schneller oder unterbricht andere. Der Gebrauch von Rauschmitteln oder Versuchen, sich zu betäuben, nimmt zu. Hierzu gehören: Zigaretten, Alkohol, Kaffee, Schmerz-, Beruhigungs- oder Aufputschmittel, ebenso wie die Nahrung allgemein. Die Arbeitsweise wird chaotischer; Planung und Ordnung leiden, alles wird gleichzeitig angepackt, Dinge werden nicht mehr wiedergefunden oder vergessen. Der Körper wirkt unruhig, z.B. weil man mit den Füßen wippt oder mit den Fingern auf dem Tisch trommelt, im Gesicht oder an der Kleidung zupft. Im Umgang mit anderen wird der Ton aggressiver und gereizter, Streitigkeiten und Vorwürfe häufen sich.

<u>Auf der kognitiv-emotionalen Ebene:</u> Diese Ebene der Stressreaktion ist für andere nicht sichtbar. Man versteht darunter Gedanken und Gefühle, die während der Stressreaktion entstehen, wie z.B. Unruhe, Nervosität, Unzufriedenheit, Ärger, Wut, Hilflosigkeit, Schuldgefühle, Selbstvorwürfe, Grübeln, kreisende Gedanken, Gefühl der Leere im Kopf

(geistige Aussetzer, Blackout), Konzentrationsprobleme, innere Denkblockade, keinen klaren Gedanken fassen können. Was dann passiert ist:

Die körperliche Stressantwort – Vorbereitung zur Flucht

Entwicklungsgeschichtlich gesehen diente die körperliche Stressreaktion ursprünglich dazu das Überleben zu sichern. Als Reaktion auf eine drohende Gefahr sollte sie den Körper darauf vorbereiten, gleich zu fliehen oder zu kämpfen. Deshalb musste der Körper aktiviert und Energie mobilisiert werden. Diese körperliche Stressantwort ist also ganz natürlich und läuft auch noch heute unbewusst ab, wenn wir uns bedroht fühlen.

Selbstverständlich stellt nicht jede Stressantwort des Körpers gleich ein Gesundheitsrisiko dar. Allerdings kann sie es werden, wenn die Stressauslöser dauerhaft vorhanden sind und die Stressreaktionen ständig ablaufen. Denn die körperliche Stressantwort hat Einfluss auf viele Bereiche des Körpers:

<u>Atmung:</u> Um dem Körper mehr Sauerstoff zuzuführen, weiten sich die Bronchien – **man atmet schnell und flach**. Außerdem wird weniger stark ausgeatmet, das Einatmen wird in diesem Moment wichtiger.

<u>Herz-Kreislauf-System:</u> Die Herzleistung nimmt zu, damit Herz, Hirn und die großen Arbeitsmuskeln

besser durchblutet werden. Deshalb schlägt das Herz schneller und stärker, **der Blutdruck steigt**. Die Blutgefäße der Haut, der Hände und Füße sowie des Magen-Darm-Trakts verengen sich.

Muskeln: Der Körper soll sich auf die Flucht und damit auf den Einsatz der großen Muskelgruppen vorbereiten. Insbesondere die Muskeln in Armen und Beinen werden besser durchblutet, um sie mit Sauerstoff und Energie zu versorgen. **Die Muskelspannung erhöht sich, vor allem in Schulter, Nacken und Rücken.** Die meisten Reflexe laufen schneller ab.

Stoffwechsel: Der Körper stellt sich auf einen erhöhten Energieverbrauch ein. Die Leber gibt vermehrt Zucker ins Blut ab, welcher vor allem für das Gehirn bestimmt ist. Zudem setzt der Körper Fettsäuren frei, damit diese von den Muskeln verbrannt werden können. **Die Verdauung wird weitestgehend eingestellt**, die Darmmuskeln bewegen sich kaum noch, da die Muskelspannung hier stark nachlässt. Der Speichelfluss nimmt ab, der Mund wird trocken. Bei manchen entsteht ein starker Stuhl- und Harndrang – auch Durchfälle sind möglich. So entsorgt der Körper überflüssigen Ballast, der die Flucht behindern könnte.

Sexualität: Stress hemmt den Sexualtrieb, auch die Geschlechtsorgane werden nun schlechter durchblutet. Bei Frauen und Männern sinkt die Konzentration von Geschlechtshormonen im Blut. Bei

Männern nimmt die Anzahl der Spermien in den Hoden ab. Bei Frauen kann es dabei auch zu Zyklusstörungen kommen.

Immunsystem: Bei akutem Stress nimmt die Zahl bestimmter **Immunzellen, der so genannten natürlichen Killerzellen, zu**. Drohende Infektionen durch Verletzungen werden dadurch schneller erkannt und bekämpft. Diese akute Reaktion hält jedoch nur kurze Zeit an. **Bereits nach 30 bis 60 Minuten flacht sie wieder ab**.

Blut: Blutungen kommen schneller zum Stillstand, da das Blut nun schneller gerinnt.

Schmerz: Um den Körper kurzfristig vor Schmerzen zu schützen, werden bestimmte körpereigene Botenstoffe (Endorphine) ausgeschüttet, die unter anderem schmerzunempfindlicher machen. Endorphine können jedoch nicht unbegrenzt ausgeschüttet werden, der Effekt hält daher nur kurz an. Erstreckt sich der Stress über einen längeren Zeitraum, kehrt sich der Effekt ins Gegenteil um – die **Schmerzempfindlichkeit nimmt zu**.

Haut: Der Körper **produziert mehr Schweiß**, damit der Körper nicht überhitzt und schneller abukühlt.

Die körperliche Stressreaktion wird zugleich von individuellen Faktoren beeinflusst, die dazu führen, dass manche unter Stress vielleicht vor allem Verdauungsprobleme bekommen, während andere eher mit dem Magen reagieren, Muskelverspannungen, Herzklopfen oder einen roten Kopf bekommen.

╰☙

Wer seine Stressreaktionen gut kennt und diese nicht übergeht, kann rechtzeitig etwas tun, um den Stress zu bewältigen oder ihn gar nicht erst weiter aufkommen zu lassen. Die verschiedenen Ebenen der Stressreaktion beeinflussen sich gegenseitig und können die Stressreaktion dadurch verstärken oder verlängern. Sie können zudem bewirken, dass man sich in den Stress weiter hineinsteigert.

Stressreaktionen können bereits ausgelöst werden, wenn man nur an den Stressauslöser denkt. **Die Ebenen können sich jedoch auch günstig beeinflussen und die Stressreaktion abschwächen**, zum Beispiel indem man mithilfe von Entspannungsübungen oder durch sportliche Aktivitäten körperlichen Stress abbaut. Als Folge setzt häufig auf kognitiv-emotionaler Ebene eine Beruhigung ein.

Hier bietet Yoga ideale Wege aus dem Stresszyklus: So ist es möglich diesen auf mehrere Arten zu durchbrechen.

1. Durch Bewegung (um „Flucht" zu simulieren, die Stresshormone abbauen)

2. **Die Asanas als solche, um wie erwähnt eine andere Haltung anzunehmen.**

3. **Den Atem (Dazu mehr im nächsten Kapitel)**

4. **Entspannungsübungen (siehe Kapitel Meditation)**

Vorab aber noch einige Zeilen zum Thema:

Persönliche Stressverstärker

Zu den persönlichen Stressverstärkern zählt man all jene persönlichen Einstellungen, Motive, Vorerfahrungen, Bewertungen und Ansprüche an einen selbst, die dazu beitragen, dass eine Stressreaktion in Gang gesetzt oder stärker wird. Man könnte solche Stressverstärker deshalb auch als hausgemachten Stress" bezeichnen. Sie sind individuell verschieden und mit ein Grund dafür, dass manche Menschen durch bestimmte Situationen stark gestresst sind, während andere davon kaum berührt werden. Die eigene Bewertung macht den Unterschied aus, ob eine Situation wirklich Stress auslöst oder eben nicht.

Beispiele für persönliche Stressverstärker sind:
- ein starkes Streben nach Perfektion
- Ungeduld
- Ignorieren oder Nicht-Akzeptieren eigener Leistungsgrenzen
- Das Gefühl, unentbehrlich zu sein
- alles allein machen oder kontrollieren wollen
- Hilfe nicht annehmen oder einfordern können

- es allen Menschen Recht machen wollen
- ein starkes Harmoniebedürfnis zu haben
- Die Abhängigkeit von der Zuwendung anderer Menschen

Stress kann auch zum "Werkzeug", zum "Vehikel" werden und so eine Art Selbstzweck bekommen. Manche Menschen benötigen den Stress, um unangenehmen psychischen Dingen aus dem Weg zu gehen und sich nicht damit beschäftigen zu müssen. So stressen sich manche Menschen selbst, weil sie auf diese Weise Gefühle der inneren Leere, Sinnlosigkeit, Einsamkeit oder sogar depressive Verstimmungen unterdrücken oder überspielen können.

Stressverstärkend kann es sich zudem auswirken, wenn man ständig zu vielen Reizen ausgesetzt ist. Viele Menschen lassen fast den ganzen Tag den Fernseher oder das Radio oder sogar beides laufen und können Momente der Ruhe unter Umständen kaum noch aushalten. Die ständige Berieselung mit Geräuschen und Inhalten hält eine Daueranspannung aufrecht. Auch in der Freizeit fällt es vielen Menschen schwer, einfach mal nichts zu tun. Sie verfallen stattdessen in einen permanenten Aktionismus, bei dem sich eine Aktivität an die andere reiht. Auf lange Sicht gesünder ist sicher ein regelmäßiger Wechsel von aktiven und passiven Phasen.

Kennst Du Deine persönlichen Stressverstärker?

Persönliche Stressverstärker sind wie eben geschrieben ganz individuell und hängen eng mit der Lebensgeschichte des Einzelnen zusammen. Sie sind so sehr Teil des eigenen Selbst, dass ihre stressverstärkende Wirkung manchmal nicht leicht zu erkennen ist. Vielmehr kommt einem die eigene Sichtweise oft als die einzig richtige vor. Beim individuellen Stresserleben ist es deshalb oft schwer zu unterscheiden, ob der Stress durch einen selbst entsteht oder durch die äußere Situation gegeben ist. Um persönliche Stressverstärker zu erkennen, ist es daher unausweichlich, sich näher mit sich selbst zu beschäftigen und gleichzeitig zu versuchen, sich und die eigenen Verhaltensweisen einmal objektiv zu betrachten lernen. Sich nicht mit ihnen identifizieren, sondern wertfrei zu erleben.

Der nächste Schritt ist dann, sich Wege zu suchen, um den Stress zu bewältigen:

Stressmanagement – Stress bewältigen

Wie lässt sich Stress am besten bewältigen? Oder anders ausgedrückt: Wie sollte man sich in stressigen Phasen am besten verhalten?

Für ein gesundes Stressmanagement ist es wichtig, sich immer wieder mit den Dingen, die den Stress verursachen, näher auseinanderzusetzen und die individuellen Symptome der Stressreaktion bei sich gut zu kennen. So können wir frühzeitig reagieren und gegensteuern. Es gilt, die inneren und äußeren Ursachen zu analysieren. Entsteht der Stress tatsächlich nur durch äußere Anforderungen? Sind persönliche Stressverstärker mit im Spiel? Ziel ist es, die richtige Balance zwischen den Anforderungen und dem Raum für Entspannung zu finden, in welchem man Abstand von den Anforderungen gewinnen kann.

Dabei ist wichtig zu erkennen: Was dem einen dabei hilft, Stress gut zu bewältigen, muss für den anderen nicht automatisch auch der beste Weg sein. Da die Ursachen von Stress auch immer mit der ganz persönlichen Lebenssituation und -geschichte zu tun haben, ist der persönlich beste Weg zum Stressmanagement immer sehr individuell. Prinzipiell kann man drei Punkte im Stressmanagement angehen, um die persönliche Stresskompetenz zu verbessern:

- die Stressoren bzw. Stressauslöser
- die persönliche Stressverarbeitung (mentale Ebene)
- die Stressreaktion (körperliche Ebene)

Eine gesunde Stressbewältigung lässt sich auf jeden Fall lernen.

In jedem Fall sollte man

versuchen die Stressoren zu minimieren

Der beste Weg zu einem stressfreien Leben wäre natürlich, Stress so wenig wie möglich aufkommen zu lassen. Da dies aber nicht so einfach ist, sollten wir wenigstens versuchen bestehende Stressoren

(Stressauslöser, Stressfaktoren) im Berufs- und Privatleben soweit es geht zu verringern.
Möglichkeiten sind hier:

sich fortbilden:
Sofern der Stress durch Anforderungen entsteht, denen wir uns fachlich nicht gewachsen fühlen, können wir durch eine Fortbildung die eigenen Kompetenzen erweitern, uns weiter qualifizieren, und den Stresslevel durch Überforderungsgefühle senken.

Arbeitsstrukturen besser organisieren: Lassen sich Aufgaben vielleicht anders verteilen? Lassen sich Arbeitsabläufe verbessern/ändern?

Sich selbst besser organisieren: Lege fest, wo Deine Prioritäten im Privaten und im Beruf liegen. Plane Deine Zeitabläufe realistisch. Versuche nicht, alles allein zu machen, sondern gib Aufgaben auch mal an andere ab.

Unsere sozialen Fähigkeiten ausbauen: Wir dürfen auch mal nein sagen. Lerne, Grenzen zu setzen (siehe „Ahimsa"), klärende Gespräche zu führen, anderen zuzuhören, …

Uns helfen lassen: Bleibt Immer die ganze Arbeit an Dir hängen? Fordere bei Deinen Vorgesetzen Unterstützung an. Frage Kollegen, ob sie Dir unter die Arme greifen können.

<u>Persönliche Stressverarbeitung verbessern:</u> Eine wichtige Rolle bei der Stressverarbeitung spielen die persönlichen Stressverstärker. Denn wie sehr uns eine Situation stresst, hängt wie schon erwähnt, zu großen Teilen auch von subjektiven Einstellungen, persönlichen Zielen und Ansprüchen an einen selbst ab. Auch wenn es nicht immer leicht fällt, sollte man sich im Rahmen der Stressbewältigung regelmäßig selbst kritisch hinterfragen und mögliche Stressverstärker identifizieren. Eingefahrene Denkmuster sind jedoch nicht leicht zu durchbrechen. Oftmals lassen sich Stressverstärker daher nicht von heute auf morgen abschalten. Vielmehr handelt es sich hier um einen Prozess der Zeit braucht. Sobald man sich jedoch einmal der Stressverstärker bewusst geworden ist, fällt es nach und nach leichter, Situationen anders zu bewerten und fragt sich vielleicht plötzlich, weshalb man sich vorher eigentlich so aufgeregt hat.

Um die körperliche Stressreaktion zu lindern sollten wir vor allem darauf achten uns relgmäßig zu entspannen. Gleichzeitig gilt auch, dass in der Regel Entspannung auf psychischer Ebene einsetzt, wenn es uns gelingt, die körperliche Stressreaktion zu mildern. Dies ist dem Umstand geschuldet, dass die verschiedenen Ebenen der Stressreaktion eng miteinander verflochten sind. Stress und Entspannung sollten sich dabei in der Balance befinden, damit man genügend Zeit findet, sich zu erholen und neue Kraft zu tanken.

☙❧

Über das Glück

Ein Geschäftsmann kam zum Meister und wollte von ihm wissen, was das Geheimnis eines erfolgreichen Lebens sei. Sagte der Meister: "Mach jeden Tag einen Menschen glücklich!" Und er fügte nach einer Weile hinzu: "... selbst wenn dieser Mensch du selbst bist." Und noch ein wenig später sagte er: "Vor allem, wenn dieser Mensch du selbst bist."

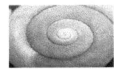

Deshalb meine Empfehlung:

Nimm Dir Zeit für Dich!

Erlerne eine Entspannungstechnik (z.B.Yoga, autogenes Training oder progressive Muskelentspannung) und wende diese regelmäßig an. Anfangs solltest Du solche Entspannungstechniken am besten täglich praktizieren. Bei regelmäßiger Übung haben diese schnell eine positive Wirkung und Stress kommt gar nicht so schnell auf oder lässt sich zumindest schneller wieder abbauen.

Bewege Dich regelmäßig. Da die körperliche Stressreaktion darauf ausgerichtet ist, den Körper zu aktivieren und ihn auf Bewegung vorzubereiten, ist es hilfreich, wenn Du tatsächlich körperlich aktiv wirst.

Ernähre Dich gesund und abwechslungsreich. Wer unter großem Stress steht, vernachlässigt häufig seine Ernährung, so dass zu den eigentlichen Stresswirkungen auch noch die ungünstigen Effekte einer einseitigen, unregelmäßigen Ernährung hinzukommen. Daher solltest Du gerade in stressigen Zeiten versuchen, Deine Ernährung zu beachten und nicht zu vernachlässigen.

Pflege soziale Kontakte: Vor lauter beruflichem Stress vergisst man manchmal, dass es auch noch ein Privatleben gibt. Häufig leiden soziale Kontakte darunter. Versuche, Kontakte zu Freunden und Familie nicht einschlafen zu lassen. Soziale Kontakte sind in puncto Erholung ein wichtiger Faktor. Hobbys und Freizeitaktivitäten kommen bei vielen Menschen, die dauerhaft unter Stress stehen viel zu kurz oder werden ganz aufgegeben, weil man das Gefühl hat, keine Zeit mehr dafür zu haben. Dabei helfen gerade solche Aktivitäten, die einem Spaß machen und die man nur für sich selbst macht, die innere Balance zu halten. Überlege Dir einmal, was Du gerne machst.

Wobei empfindest Du Spaß?
Was gibt Dir Zufriedenheit?

Versuche, hin und wieder kleine Pausen vom Alltag in Dein Leben einzubauen.

Schlaf genug. Im Schlaf regenerieren sich Körper und Geist und sammeln Kräfte für den nächsten Tag. Zu wenig Schlaf kann daher zusätzlich stressen. Wer permanent im Stress ist, dem fällt es häufig schwer, sich über Alltagsdinge oder Erlebnisse zu freuen bzw. positive Dinge auch als positiv wahrzunehmen. Oft bleiben einem dann nur die negativen Dinge des Tages in Erinnerung. Werde daher wieder achtsamer für die positiven Dinge, die um Dich herum geschehen und lerne, wieder zu genießen. Selbst in dem chinesischen Yin/Yang Symbol ist im schwarzen Bereich ein weißer Punkt.

Gönne dir etwas, zum Beispiel eine Massage. Vielleicht magst Du auch jemand bitten, dass er Dich massiert. Auf der nächsten Seite findest Du zudem einen Vorschlag für eine Gesichts- und eine Handmassage, die Du leicht bei Dir selbst anwenden kannst.

Nimm ein Bad: Mache es Dir dabei so gemütlich wie möglich. Stelle eine Kerze auf, mache Dir einen Tee und vielleicht liest Du sogar ein Buch in der Wanne?

Verabrede Dich täglich mit Dir selbst: Plane wenigstens 10 Minuten ein, in denen Du Dir etwas Gutes tust. Analysiere was Dich Kraft kostet und was Du tun kannst um Dich zu stärken.

Suche Dir das Positive aus den Nachrichten.

"Entschleunige" Dein Leben, mach bewusst langsam.

Versuche regelmäßig zu meditieren: Anleitungen und Vorschläge im Kapitel (Dhyana – Meditation) Fange mit 30 Sekunden täglich an. (z. B. mit der "STOPP"- Meditiation. Hierzu hälst Du bewusst inne und nimmst wahr, was Du in diesem Moment siehst, hörst, riechst,...)

Versuche, mindestens eine Stunde lang Deine Umgebung aus der Perspektive eines Kindes zu sehen. Sei neugierig. Hinterfrage alles. Gib dem Kind in Dir Raum. Lauf Barfuß durchs Gras, spüre die Erde unter Deinen Füßen, pflücke Blumen, erfreue Dich an dem Schmetterling, der umherfliegt... Lies ein Buch aus Deiner Kindheit.

Nimm Dir Zeit Deine Mahlzeiten zu genießen. Nimm bewusst wahr, was Du isst. Setze alle Deine Sinne ein. Rieche, schmecke, schaue und höre.

Lebe im Augenblick! Sei Dir der Fülle des Lebens bewusst und erfreue Dich daran. Dies ist vermutlich am Schwierigsten umzusetzen. In diesem Buch gibt es jedoch zahlreiche Übungen um Deine Achtsamkeit zu fördern und somit im „Hier und Jetzt" zu sein.

Lerne einen wirklich guten Witz und erzähle diesen weiter. Es tut gut, andere zum Lachen zu bringen.

Mach einen langen Spaziergang. Egal, wie das Wetter gerade ist. Spüre die Natur und spüre Dich selber.

Überrasche einen Menschen, der Dir viel bedeutet – sei es jemand aus der Familie oder wer auch immer.

Schalte wenn möglich für einen Tag Dein Handy aus. Auch kein Radio, kein Fernseher, kein Computer – keine Informationsflut von außen. (So wie bereits mit dem Medienfasten vorgeschlagen)

Singe laut zu Deinem Lieblingssong. Unter der Dusche, im Badezimmer, oder wo auch immer Du die Möglichkeit dazu hast.

Ziehe Dich für eine Viertelstunde an einen Ort zurück, an dem es vollkommen still ist Genieße diese Stille, höre dabei einfach auf Deinen Atem.

Setze Dich an einen Platz, an dem viele Menschen sind, zum Beispiel in der Fußgängerzone Deiner Stadt. Nimm Dir Zeit und beobachte die Menschen.

Gestalte die Wohnung nach Herzenslust neu um, dekoriere neu oder stelle ein paar Möbel um.

Stehe einmal früh auf und beobachte den Sonnenaufgang.

Such das Gespräch mit einem alten Menschen. Lass ihn von früher erzählen. Höre einfach zu.

<u>Pflanze einen Baum.</u> Such den Baum immer wieder auf. Er wird Dich lange begleiten – wahrscheinlich Dein Leben lang.

<u>Schneide Bilder aus Zeitungen und Zeitschriften aus:</u> Wenn ein Bild positive Gefühle in Dir weckt. Sammle es in einer Mappe oder in einem Karton. Und hole Dir dies in Zeiten heraus, in denen es Dir gerade nicht so gut geht.

<u>Bewege Dich</u> mindestens eine halbe Stunde lang bewusst langsam. Gehe langsam, greif langsam – auch wenn das am Anfang sehr ungewohnt ist.

<u>Melde Dich zu einem Kurs</u> an einem Weiterbildungsinstitut an. Lerne etwas Neues, das Dir Spaß macht.

<u>Entschuldige Dich</u> bei jemandem, der nicht damit rechnet. Natürlich sollte es einen Grund für die Entschuldigung geben.

<u>Faulenze einen Tag</u>, mache einfach nichts.

<u>Notiere auf einem Blatt alles,</u> was Dir Spaß und Freude bereitet. In Deiner Zeit, welche Du für Dich einplanst, kannst Du dann wieder auf diese Vorschläge zurückgreifen.

<u>Schreibe einen Brief</u> an einen lieben Menschen.

<u>Lerne ein Gedicht</u> auswendig, das Dir besonders gefällt, oder schreibe selbst eines.

Nimm einen Stift und ein Blatt Papier zur Hand. Schreib alles auf, was Dich zurzeit belastet. Dann nimm das Blatt und verbrenne es mit einem kleinen Ritual.

Gönne Dir ein feines Essen oder etwas anderes. Es sollte etwas Besonderes sein. Etwas, was Du Dir sonst nie gönnst.

Bewege Dich mindestens eine halbe Stunde lag mit geschlossenen Augen in Deiner Wohnung. Dabei kannst Du alle anderen Sinne einsetzen und dies als eine Art Meditation erleben.

Umarme einen bekannten lieben Menschen, der nicht damit rechnet. Einfach so!

Organisiere mit Freunden einen Spieleabend oder ein gemeinsames Kochen mit einem anschließenden gemütlichen Zusammensitzen.

Mach etwas, was Du Dich bisher nie getraut hast.

Atme: Wenn Du in turbulenten oder schwierigen Situationen bist, Dich gestresst oder überlastet fühlst, atme tief durch. Atme dabei bewusst in den Bauch. Bei jedem Ausatmen lasse Unruhe, Angst, Sorgen, belastende Gedanken mit der Atemluft nach draußen fließen. Erlaube, dass beim Einatmen in dir Gelassenheit, Ruhe, innere Weisheit, Wissen und die Verbindung zu den unterstützenden Kräften aktiviert werden. Atme so lange, bis du dich stabiler fühlst. (Mehr dazu auch im nächsten Kapitel.)

<u>Weitere Ideen:</u>

Bei all diesen Vorschlägen ist es wichtig, dass Du vielseitig bleibst! Wenn Dein einziger Weg zum Stressabbau darin besteht, berufliche oder private Anforderungen zu verringern, ist das zwar kurzfristig hilfreich. Es besteht jedoch die Gefahr, dass Du Dich ausschließlich auf diese Problemlösungen konzentrierst und dabei neuen Stress für Dich schaffst. Deshalb solltest Du auch die anderen Ebenen in Dein Stressmanagement einbeziehen, also unbedingt auch Wege zur Entspannung finden. Andersherum ist es auf Dauer genauso wenig hilfreich, sich ausschließlich auf Entspannungsübungen und Sport als Anti-Stress-Strategie zu beschränken, ohne sich mit den eigentlichen Ursachen des Stresses zu beschäftigen. Zu den Entspannungsmethoden gehe ich in dem Kapitel „Meditation" noch genauer ein.

Für ein effektives Stressmanagement ist es wirklich wichtig, sich mit allen Ebenen der Stressentwicklung zu beschäftigen sowie mit Wegen, diese mit geeigneten Strategien zu verändern. Grundsätzlich gilt: Je glücklicher und zufriedener ein Mensch ist, desto weniger ist er anfällig für Stress.

☙❧

Die Glücksbohnen – eine Geschichte zum Nachahmen

Es war einmal ein Bauer, der steckte jeden Morgen eine Handvoll Bohnen in seine linke Hosentasche. Immer, wenn er während des Tages etwas Schönes erlebt hatte, wenn ihm etwas Freude bereitete oder er einen Glücksmoment empfunden hatte, nahm er eine Bohne aus der linken Hosentasche und gab sie in die rechte. Am Anfang kam das nicht so oft vor. Aber von Tag zu Tag wurden es mehr Bohnen, die von der linken in die rechte Hosentasche wanderten. Der Duft der frischen Morgenluft, der Gesang der Amsel auf dem Dach, das Lachen seiner Kinder, das nette Gespräch mit einem Nachbarn – jedesmal wanderte eine Bohne von der linken in die rechte Tasche. Bevor er am Abend zu Bett ging, zählte er die Bohnen in seiner rechten Hosentasche. Und bei jeder Bohne konnte er sich an das positive Erlebnis erinnern. Zufrieden und glücklich schlief er ein – auch wenn er nur eine einzige Bohne in seiner rechten Hosentasche hatte.

☙❧

Wieviele Bohnen hast Du heute gesammelt?

Nach diesen Informationen wenden wir uns nun einem weiteren wichtigen Bereich unseres Körpers zu. Auch dieser ist sehr anfällig für Stress. Zudem hat er eine besondere Rolle in unserem Körper, es handelt sich hierbei um den Bauch. Wieder findet sich viel beim Volksmund:

- *Etwas schlägt mir auf den Bauch (Magen)*
- *Aus dem hohlen Bauch heraus*
- *Ein Loch in den Bauch reden*
- *Eine Entscheidung mit dem Bauch treffen*

In den meisten Traditionen hat der Bauch und somit die Körpermitte deshalb eine ganz besondere Stellung inne. So betrachten alte fernöstliche Kulturen unseren Bauch schon immer als unser Zentrum – die Lebensmitte. Die Japaner nennen es Hara. Von daher kommt auch der Ausdruck »Harakiri« (was Selbstmord bedeutet): Wer das Hara tötet, zerstört das Zentrum. Das Hara wird im Japanischen als »Quelle des Lebens« bezeichnet. Dazu gehört die gesamte Bauchregion, vom Solar Plexus bis zum Beckenboden. Diese Gegend dort wird auch »Onaka« genannt, „die geehrte Mitte". Sie teilen das Hara in „I" (Magen) und „Kikai" (unter dem Nabel). Etwa 5 cm unterhalb des Bauchnabels liegt das „Dan Tien". Dies ist unsere absolute Mitte, der Schwerpunkt unseres Körpers und unseres gesamten Wesens. Mit "Hara" wird in Ostasien sogar eine Form des Bewusstseins beschrieben und kann daher keinesfalls nur mit Bauch übersetzt werden. Das Hara ist eine innere Haltung, die ganz natürlich aus dem eigenen Wesenskern heraus wächst. „Im Hara zu sein" bedeutet, transparent zum eigenen Ich zu sein, so wie man von der Natur her geschaffen ist – und ist nicht mit der europäischen Idee des "Ichs", der über Jahre gebildeten Persönlichkeit, zu übersetzen.

"Hara meint weder etwas Körperliches noch etwas Seelisches, sondern die Verfassung des Menschen, die in der Einheit des Ursprungs zentriert ist." (Dürckheim, "Hara")

Im Westen spielt der Bauch in der Neurologie eine große Rolle. Hierzu gibt es mittlerweile auch sehr viele interessante Bücher auf dem Markt. Unter anderem „Wie der Bauch dem Kopf beim Denken hilft" von Erich Kast. Oder „mit dem Bauchgehirn zum Erfolg" von Ursula Haller. Näheres findet sich auch in unzähligen Quellen des Internets, so dass ich an dieser Stelle nicht weiter auf unser Bauchgehirn eingehen möchte. Hier einige Links:

http://gesund.co.at/das-bauchgehirn-erkenntnisse-der-neurogastroenterologie-26770/

Beziehungsweise:

http://www.pflegewiki.de/wiki/Bauchgehirn

Da der Bauch eine wichtige und zentrale Rolle einnimmt, gilt es wieder unnötigen Ballast auf dieser Reise zu vermeiden. Deshalb ist es von Vorteil unseren Körper nun mit einer Kur aus dem Ayurveda, einer mit Yoga oft genannten Sichtweise oder Schwesterdisziplin, zu "befreien". (Voraussetzung ist natürlich, dass Du gesund bist und aus ärztlicher Sicht nichts dagegen spricht) Auf die Reinigungsübungen des Yoga (Die sechs Shatkarmas) möchte ich an dieser Stelle nicht eingehen. Ich halte sie für uns "Westler" nicht für angemessen. Wobei ich erwähnen möchte, dass sich der klassische Ayurveda ähnlicher Methoden bedient. Und auch in den meisten Religionen ist das Fasten eine Methode, um den Geist zu reinigen. Somit dient es nicht nur im Yoga als Vorbereitung zur Meditation.

Gleichzeitig ist das Fasten auch eine Form der „Entgiftung", die uns wieder zu neuer Energie verhilft wenn wir müde oder geistig und körperlich ausgelaugt sind, aber auch, wenn wir schönere, reinere und strahlendere Haut haben wollen.

Die hier vorgeschlagene Fastenkur sollte mindestens über 14 Tage durchgehalten werden, besser wären 21 Tage. In dieser Zeit ist es wichtig viel zu trinken. Es gibt keine Diätregeln, allerdings wird komplett auf tierisches Eiweiß verzichtet. Alkohol, Kaffee und schwarzer Tee sind tabu. Am besten ist Wasser, idealerweise kocht man jeden Morgen einen Liter Quellwasser auf und lässt es 20 Minuten köcheln. Dann trinkt man dies über den Tag verteilt in kleinen Schlucken. Eine Thermoskanne hält das Wasser warm.

Der Körper wird zusätzlich mit Ölmassagen und Leberwickeln verwöhnt. Für ersteres nimmt man Sesamöl, erwärmt dies auf Körpertemperatur und reibt sich vor dem Duschen damit ein. Dann wie üblich seiner Körperpflege nachkommen. Wenn möglich, verzichte dabei auf zu viel Duschgel. Nach dem Reinigen mit Wasser das Öl vorsichtig abtupfen. Es ersetzt gleichzeitig eine Körperlotion.

Die Leberwickel werden folgendermaßen durchgeführt: Etwas Öl mit ein paar Tropfen Wacholderöl vermengen und den Bereich der Leber auf der rechten Körperseite damit einreiben. Ein angewärmtes Handtuch darauf und ein Wärmekissen darüber. 20 Minuten so ruhen.

Weitere Tipps:

- Günstig für die Leber (zur Entgiftung) ist auch Misteltee.

- die Zunge morgens mit einem Zungenschaber reinigen.

- Ayurveda empfiehlt zudem morgens eine Ölziehkur. Dabei nimmt man einen Schluck gutes Öl (auch hier eignet sich wieder Sesamöl) und kaut es solange bis es fast weiß ist. Das Öl nimmt die ausgeschiedenen Produkte der Mundschleimhaut auf, deshalb muss man es nach ungefähr 10 Minuten ausspucken und **keinesfalls schlucken**.

Und nun geht es endlich zur Praxis. Wir beginnen wie angekündigt mit entspannenden Massagen:

1. Gesichtsmassage

Wie allgemein bekannt ist, wirkt allein die Berührung der Haut sehr wohltuend, da sie unser größtes Organ mit unzähligen Sinneszellen ist. Gesichtsmassagen verleihen einen strahlenden Teint und einen entspannten Ausdruck. Die Haut wird besser durchblutet, Schwellungen gehen zurück und selbst kleine Fältchen können so vorübergehend gemildert werden. Durch den Energieausgleich über Meridianlinien und Nervendruckpunkte wird die Muskulatur bei der Gesichtsmassage gelockert. Auch abgestorbene Hautschüppchen werden sanft entfernt.

Es gibt generell drei Arten von Massagen: die Streich-, die Klopf-, und die Knetmassage. Wichtig ist auch das richtige Fingerspitzengefühl – die Pflege sollte zart und gekonnt erfolgen. Neben der am häufigsten angewendeten Lymphdrainage liegen heute ebenfalls bioenergetische Massagen voll im Trend. Sie wirken ähnlich wie eine Akupunktur und bieten gezielt Hilfe gegen Stress, Kopfschmerzen, Ermüdung, Erschöpfungszustände und Verspannungen. Dabei wird durch die Stimulierung bestimmter Massagepunkte im Gesicht den Körperzellen wieder positive Energie zugeführt. Die Massagepunkte stehen durch Meridianlinien mit unseren Organen in Verbindung. Aber nicht nur die Organe reagieren positiv auf den Energiefluss, auch unsere Körperentgiftung wird durch die

Gesichtsmassage angeregt. Die Zellen werden dabei in Schwingung gebracht und die Meridiane ausgeglichen.

Die Massage - die "Kunst des Berührens", - wirkt nicht nur wohltuend auf unsere Psyche, sondern festigt auch das Bindegewebe und die Haut wird gestrafft. Das Praktische daran ist, dass man eine Gesichtsmassage ganz einfach selbst anwenden kann und anschließend mit einem strahlenden Teint belohnt wird. Hierzu ein paar wohltuende Griffe für zu Hause:

Spannungen wegstreichen – beide Hände mit den Fingerkuppen auf die Stirnmitte legen und leichten Druck ausüben. Nun die Haut in Richtung Schläfen auseinander- und wieder zurückziehen.

Druckausgleich bei verspannter Schläfenpartie – die Schläfen mit den Spitzen von Zeige-, Mittel- und Ringfinger in kreisenden Bewegungen massieren bis der Schmerz nachlässt.

Strahlender Teint – mit sanften, kreisenden Bewegungen der Fingerspitzen die gesamte Wangen- und Kinnpartie von oben nach unten massieren.

Faltenkiller – Mittel- und Ringfinger auf den äußeren Augenbrauenrand setzen und die Haut nach außen ziehen. Anschließend die Spannung lösen ohne den Hautkontakt zu verlieren.

2. Handmassage

Ausstreichen der Hand und der Finger: Streiche die Hände zunächst großflächig aus. Dazu umschließe die zu massierende Hand seitlich mit der anderen Hand und gleite nach unten ab. Achte darauf, möglichst alle Teile der Hand zu berühren. Dieses großflächige Ausstreichen wiederhole einige Male. Streiche nun ebenfalls von oben nach unten aus, aber gleite nicht über alle Finger sondern jeweils nur über einen Finger ab. Das Umschließen der einzelnen Finger machst Du am besten mit Zeigefinger und Daumen. Mit etwas mehr Übung kannst Du beim Ausstreichen die Hände und Finger auch leicht drehen – so als ob Du die Massagebereiche leicht auswringen wolltest. Dadurch bekommt das Ausstreichen mehr Abwechslung.

Massage der Finger: Die Finger werden danach am besten einzeln massiert. Setze Deinen Daumen an der Innenseite an und Deinen Zeige- oder Mittelfinger an der Außenseite der Hand. Ein kräftigeres Ausstreichen erreichst Du dadurch, dass Du den zu behandelnden Finger möglichst vollständig mit Deinem Zeige- oder Mittelfinger umschließt und relativ fest daran entlang gleitest. Streiche nun zunächst einige Male von oben nach unten sowie anders herum. Denke dabei an alle Seiten des behandelten Fingers. Nun kannst Du kreisende Bewegungen durchführen – ebenfalls wieder von oben (von der Fingerwurzel startend) nach unten und von unten nach oben.

Massage der Handfläche und des Handballens: Die Handinnenfläche und der Handballen werden am besten mit kreisenden Bewegungen oder mit einer leichten Druckmassage massiert. Bei einer Entspannungsmassage sollte allerdings sehr feinfühlig vorgegangen werden. Lege die zu massierende Hand mit der Handfläche nach oben in Deine andere Hand – am besten in der Nähe des Handgelenkes. Nun gleite mit den Fingern unter die zu massierende Hand und lege den Daumen auf die Handinnenfläche. In dieser Position startest Du mit kreisenden Massagebewegungen, zunächst im Uhrzeigersinn und später auch anders herum. Deine zweite Hand unterstützt dabei, das Gewicht der zu massierenden Hand zu halten. Zur Durchführung der Druckmassage presst Du Deinen Daumen leicht gegen die Handfläche, verweilen einige Sekunden und wiederholen diesen Vorgang an der nächsten Stelle. Die Massagerichtung kann frei gewählt werden. Am besten orientierst Du Dich an den Reflexzonen der Handfläche, um die Druckpunkte zu bestimmen. Den Handballen nimmst Du ebenfalls zwischen Finger- und Daumenseite Deiner Hand und massierst analog zur Vorgehensweise bei den Handflächen.

Massage der Handrückseite: Die Handrückseite ist anatomisch durch den Sehnen der Finger geprägt. Ein zu starker Massagedruck kann hier durch das Verrutschen der Sehnen ein leicht unangenehmes

Gefühl hervorrufen. Sei also bei der flächigen Massage, einer Druckmassage oder kreisenden Bewegungen über den Sehnen besonders vorsichtig. Die Handrückseite massierst Du am besten in Längsrichtung parallel zu den Sehnen. Streiche diesen Bereiche vorsichtig mit Deinen Fingern oder dem Daumen von oben nach unten sowie anders herum aus.

Abschluss der Handmassage: Zum Abschluss der Handmassage streiche diese nochmals großflächig aus. Nach dem Ausstreichen, die Hände noch ein wenig ruhen lassen. So wirkt die Handmassage nach und kann ausklingen.

֍

Schreibe nun weitere Ideen in Dein Arbeitsheft:

Nun zurück zu den klassischen Yoga-Asanas und unserem begonnenen Weg:

> *Wenn ein Mensch Asana auf die richtige Art und Weise übt, so hat das zur Folge, dass er auch durch extreme Einflüsse nicht aus dem Gleichgewicht gebracht wird.*
> *(Sutra 2.48.)*

Die Asanas wollen uns helfen uns wieder zu spüren. Wenn wir von Körperwahrnehmung sprechen, wird in der Fachliteratur auch von dem sechsten Sinn gesprochen, der oft vernachlässigt wird oder nur mangelhaft ausgeprägt ist. Hierzu ein Zitat von Ken Wilber:

> *„Einige von uns haben den Verstand verloren, aber die meisten von uns haben den Körper verloren."*

Durch dieses Kapitel wollen wir somit wieder zu unserem Körper finden, um uns in diesem zuhause zu fühlen.

Übungsreihe für inneres und äußeres Gleichgewicht:

Gerade diese Reihe ist ein wichtiger Teil um aus dem zuvor erwähnten Stresszyklus auszusteigen. Durch Balance- Haltungen finden wir zurück zu unser inneren Mitte. Hier ruhen wir in uns, wie in dem „Auge des Orkans". Ganz egal, was um uns herum geschieht. (Oder doch fast!)

> *Suche nach Ruhe, aber durch das Gleichgewicht, nicht durch den Stillstand deiner Tätigkeit.*
> *Friedrich Schiller*

Wir beginnen im Vierfuslerstand mit der Katze /Kuh um die Wirbelsaule beweglich zu machen. Im Vierfüßlerstand die Handgelenke unter den

Schultergelenken und die Knie unter den Huftgelenken positionieren. Ausatmend vom Becken ausgehend den Rücken aufrollen.

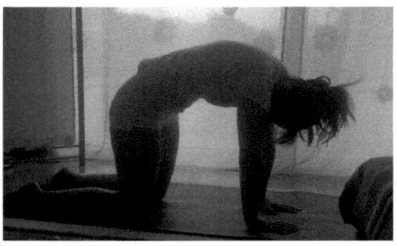

Nun folgt die diagonale Katze, zur Anregung beider Gehirnhälften. EA rechter Arm, linkes Bein heben, AA senken, dann linker Arm und rechtes Bein heben,...

Wir spüren in der Kindshaltung (Yoga Mudra) nach. Im Fersensitz nach vorne beugen, die Arme lang ausstrecken und entspannen. Wahlweise einen Turm mit den Fäusten machen um den Kopf höher zu halten oder die Arme neben dem Körper ablegen.

Im Stand richten wir uns aus und heben dann den rechten Arm, das linke Bein, linker Arm und rechtes Bein:

– nach vorne
– zur Seite
– Arm nach vorne und Bein nach hinten (diagonal)

(jeweils dreimal)

Wir richten uns erneut aus, verwurzeln uns über den rechten Fuß in der Erde. Konzentrieren uns auf die Punkte: Großzehenballen, Kleinzehenballen und Ferse, suchen uns einen Fixpunkt auf dem Boden und lösen das linke Bein. Wir stellen dies entweder auf dem rechten Fußrücken, dem rechten Knie oder an der Seite des rechten Oberschenkels auf und führen dann die Hände über dem Kopf zusammen. **Baumhaltung**. Auflösen und zur anderen Seite wiederholen.

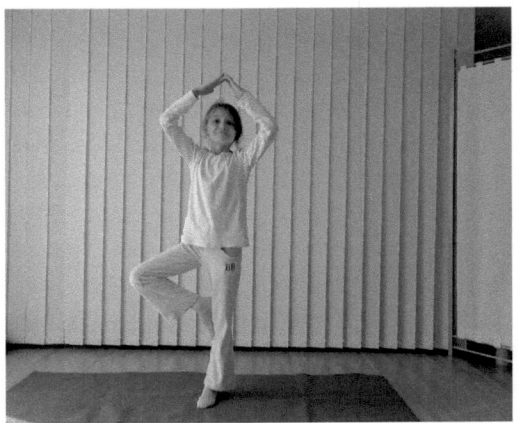

Nachspüren.

Dann zum Ausgleich auf den Rücken legen und mit einer Rückenrollmassage abschließen. Beine anwinkeln, Hände auf die Knie auflegen und über das Kreuzbein rollen. Mehrmals die Richtung wechseln.

CZ8O

Auf unserem Weg nach Innen benötigt es immer wieder Kraft zum weitergehen. Gerne erzähle ich Dir dazu wieder eine kleine Geschichte:

Von der Last des Lebens...

Ein alter Beduine war krank und zweifelte am Sinn des Lebens. Eines Tages kam er in einer Oase an einem jungen, noch kleinen Palmenbaum vorbei. Frustriert und deprimiert wie er war, nahm er einen dicken Steinbrocken und legte ihn der jungen Palme mitten auf die Blattkrone und dachte gehässig: "Soll auch sie sehen, wie sie damit fertig wird." Die junge Palme versuchte, die Last abzuwerfen. Sie wiegte sich im Wind und schüttelte ihre jungen Wedel. Doch alles war vergebens. Also begann sie, tiefer und fester in den Boden zu wachsen, um stärker und kräftiger zu werden. Und tatsächlich, dadurch erreichten ihre Wurzeln neue Wasseradern. Die Kraft des Wassers aus der Tiefe und die der Sonne vom Himmel machten sie zu einer außerordentlich starken Palme, die auch den Stein auf ihrer Krone im Weiterwachsen mittragen konnte. Nach Jahren kam der alte und nun wieder gesunde Beduine zurück, um nach dem Baum zu sehen. Da sah er eine besonders hochragende Palme und in der Krone trug sie den Stein. Und wie sie sich im Wind neigte, schien sie ihm zu sagen: "Ich muss dir danken! Die Last hat mich über meine Schwäche hinauswachsen lassen."

☙❧

Übungsreihe zum Spüren der eigenen Kraft:

1. Beginne im Stand. Die Füße hüftgelenkbreit. Die Hände sind vor der Brust in der Grußhaltung gefaltet. (Anjali Mudra) Das Becken leicht nach vorne kippen, so dass sich der Rücken fast schon von allein aufrichtet. Stelle Dir vor an Deinem Scheitel sei ein unsichtbarer Faden, der Dich nach oben zieht. Gönne Dir einen Moment der Ruhe und sammle Dich.

2. Einatmend führe die Arme nach oben, komme in eine kleine Rückbeuge.

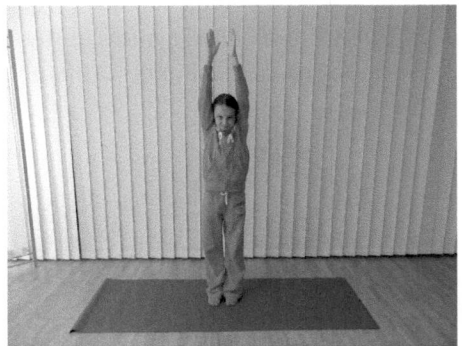

3. Ausatmend zurück in die Ausgangshaltung.

4. Einatmend den rechten Fuß nach hinten führen und etwas ausstellen. Das linke Bein ist etwas gebeugt, das Kniegelenk über dem Fußgelenk (!!!)

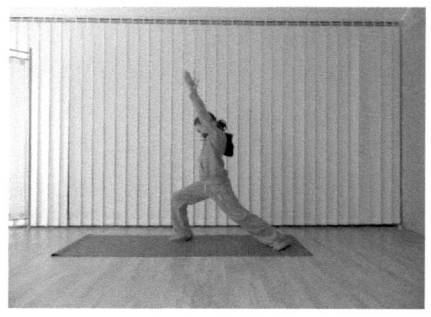

5. Ausatmend gut ausrichten.

6. Einatmend beide Arme nach oben führen, kleine Rückbeuge => Heldin 1

7. Ausatmend die Arme nach unten führen. Hände neben den Füßen aufstellen, eine Vorbeuge.

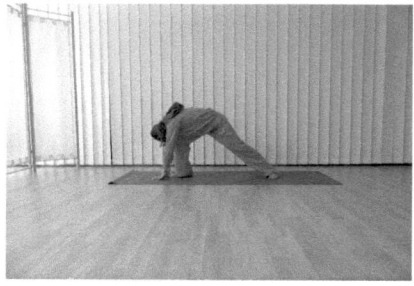

8. Einatmend Hände hinter dem Rücken zusammenführen und sich so wieder nach oben ziehen.

9. Ausatmend halten.

10. Einatmend zurück in die erste Heldenhaltung

11. Ausatmend Arme auseinander führen.
(Zweite Heldenhaltung)

12. Einatmend Fuß zurückstellen und in die Ausgangshaltung kommen. Zur anderen Seite wiederholen.

Diese Übungsreihe begleite ich gerne mit Affirmationen um deren mentale Wirkung zu verstärken. Mir helfen sie sehr, deshalb möchte ich sie noch anhängen. Da ich eine Frau bin, sind sie in der weiblichen Form abgefasst. Ich hoffe, „Mann" stört sich nicht daran:

- Ich mache mich auf den Weg, nehme eine Kraft wahr
- Erscheine als Heldin
- Die Niederlagen hin nimmt
- Und sich aus eigener Kraft wieder nach oben zieht
- Wieder zur Heldin wird
- Sich (neu) ausrichtet auf ihr Ziel
- und immer wieder ihre Eigenschaften des Mutes, der Kraft und des Vertrauens auf dem Weg wahrnimmt.

ೞ൞

Übungsreihe für Schultern und Nacken:

Der Hintergrund dieser Abfolge: Verspannungen jeglicher Art zeigen sich bevorzugt in unserem empfindsamen Hals und Nackenbereich, da der Druck nicht nur sprichwörtlich auf unseren Schultern lastet. So hat zum Beispiel das Halsnervengeflecht, wie generell alle Nerven die Aufgabe, Informationen zwischen Gehirn, unserer Kommandozentrale, und dem übrigen Körper weiterzuleiten. Dies geschieht in zwei Richtungen: Die sensorischen Nerven nehmen Reize – innere wie äußere – wahr und leiten diese Information an das Gehirn weiter. Das kann im Bereich der Haut das Gefühl von Kälte, Wärme oder Berührung sein. In die umgekehrte Richtung leiten Nerven Befehle aus dem Gehirn an die betreffende Körperregion weiter. Hier unterscheidet man motorische Nerven, die die Bewegung steuern von sekretorischen. Das hier erwähnte Halsnervengeflecht im Bereich von Hals und Nacken ist ein Zusammenschluss der oberen vier Rückenmarksnerven (Spinalnerven). Diese vier Nerven werden auch als Halsnerven bezeichnet. Ein Teil davon nimmt Reize von der Haut auf, im Bereich des Halses bis zum Ohr und Unterkieferrand und nach unten bis unterhalb des Schlüsselbeins. Der motorische Teil steuert die Muskeln des Zungenbeins, des oberen Trapezmuskels (dieser ist unter anderem beim Schulterhochziehen beteiligt) und des Kopfwender-Muskels. Auch der Zwerchfellnerv, der für die Zwerchfellmuskulatur und somit wichtig für die Atmung ist, entspringt aus dem dritten bis fünften

Halssegment des Rückenmarks und ist ein Teil des Halsgeflechts. Wandern wir die Wirbelsäule noch ein Stückchen tiefer, gelangen wir an die unteren Wirbel des der Halswirbelsäule und die ersten beiden Brustwirbel. In diesem Bereich, auch das Armgeflecht genannt, entspringen die Nerven des Schultergürtels und der Arme. Zu den Spinalnerven kommen nun noch die zwölf Hirnnerven hinzu. Sie treten, mit einer Ausnahme, direkt aus dem Gehirn aus und versorgen vor allem die Organe des Kopfes wie Ohren, Augen, Mund und Nase.

Sind nun die Muskeln im Schulter-Nacken-Bereich dauerhaft angespannt, wird auf die Nerven Druck ausgeübt. Das gleiche gilt für eine ungünstige Haltung der Halswirbelkörper, zum Beispiel infolge allzu langen Sitzens. So können verspannte Halswirbel oder verspannte Muskeln auf die Nerven zu den Augen, Ohren, Kiefergelenken und dem Gehirn drücken und so unangenehme Gefühle bis hin zu Schmerzen verursachen. Zudem verursacht eine ungünstige Haltung Stress im Körper, die Nerven werden gereizt und geben die Information an das Gehirn zurück: „Stress, Gefahr!" Das Gehirn gibt daraufhin den Befehl, die Muskeln noch mehr anzuspannen, denn dies ist die Arbeitsweise unseres Gehirns. Es löst den Rückzugsreflex aus, der uns zur Abwehr oder zum Kampf bereit macht, wie ich zu Anfang des Kapitels bereits geschrieben habe. Dieser lässt uns die Schultern hochziehen, um das wichtige Gehirn und den Nacken zu schützen. Der bekannte Teufelskreis entsteht...

Starke und gut gedehnte Halsmuskeln sind dagegen eine hervorragende Vorbeugung gegen Nackenverspannungen, Schulterverspannungen und auch Kopfschmerzen. Ideale **Übungen hierzu** sind:

1. Schulterkreisen: Hände im einfachen Sitz auf die Schultern auflegen und nach hinten kreisen lassen.

2. Windmühle: gleich Übung, allerdings kreisen die Arme diagonal, so dass eine Überkreuzbewegung entsteht.

3. Hände lösen, Schultern nach oben ziehen, wieder fallenlassen.

4. Setze oder stelle Dich gerade hin Senke Deinen Kopf ganz leicht nach links. Fasse mit Deiner linken Hand an die Seite des Kopfes, oberhalb des linken Ohres Drücke sanft mit dem Kopf gegen die Hand und mit der Hand gegen den Kopf. Achte dabei darauf, dass dabei im Nacken und in der rechten Halsseite alle Muskeln entspannt sind. Insbesondere die Halswirbelsäule sollte sich ganz angenehm anfühlen. Halte den Druck etwa ca. 10 Sekunden lang aufrecht. Dann lasse langsam los Spüre die Entspannung und Belebtheit der rechten Halsmuskeln. Mache anschließend das gleiche mit den Muskeln auf der linken Halshälfte. Dann kannst Du auch mit den Handballen gegen die Stirn

drücken und mit den gefalteten Händen gegen den Hinterkopf.

5. Drehbewegung mit dem Kopf. Rechts / Links über die Schulter schauen.

6. Mit dem Kopf langsam ein U formen und dadurch den Nacken sanft dehnen.

7. Kamelritt: Hände auf die Oberschenkel legen, ausatmend Wirbelsäule runden und hinter die Sitzbeinhöcker kommen. Mit der Einatmung wieder gerade werden.

8. Sufikreise: Im Schneidersitz mit geradem Rücken über die Sitzbeinhöcker kreisen, ohne dass diese sich lösen. Nach einigen Malen die Richtung wechseln.

9. Katze / Kuh: Im Vierfüßlerstand die Handgelenke unter den Schultergelenken und die Knie unter den Hüftgelenken positionieren. Ausatmend vom Becken ausgehend den Rücken aufrollen.

10. Apanasana: In Rückenlage Hände auf die Knie auflegen und ausatmend zum Oberkörper heranziehen Einatmend die Knie wegschieben, bis die Arme fast gestreckt sind.

11. Krokodil: Beine aufstellen, die Arme in Schulterhöhe ausbreiten, einatmen. Ausatmend die Beine nach links führen, der Kopf geht nach rechts. Einatmend zurück zur Mitte. Ausatmend, Beine nach rechts, Kopf nach links,...

12. Uhr: In Rückenlage die Beine anwinkeln und die Hände auf die leicht geöffneten Knie auflegen. Dreimal im Uhrzeigersinn über das Kreuzbein rollen. Dann dreimal entgegengesetzt.

13. Schulterbrücke, Variante mit den Armen: In Rückenlage Beine nahe beim Gesäß aufstellen. Die Arme liegen neben dem Körper. Ausatmend den Rücken Wirbel für Wirbel von der Unterlage lösen und die Arme über oben nach hinten führen. Einatmend halten. Ausatmend Wirbel für Wirbel zurückkehren in die Ausgangshaltung.

14. Zum Ausgleich noch einmal apanasana (Nr. 9)

୰ଃଚ

Spezielle Yoga-Übungsreihen gegen Stress:

Wie zuvor erwähnt kann Yoga auf mehrere Arten aus dem Stresszyklus befreien. Gerade der Hatha-Yoga legt den Schwerpunkt auf Atemtechniken und Körperübungen, die helfen, den Stress loszuwerden.

Die Wirbelsäule wird entlastet und wir lernen aufrechter durchs Leben zu gehen. Die Übungen beruhigen die Nerven, fördern die Durchblutung, entspannen verspannte Muskeln und machen beweglicher. In diesem Fall steigen wir durch die **Änderung unserer Haltung** aus dem Stresszyklus aus. Günstig für diese Yoga-Übungsreihe ist, sie mit Entspannungsmusik zu kombinieren: Sie signalisiert dem Gehirn, dass jetzt Zeit zum Abschalten ist, und lässt den Herzschlag ruhiger werden, da sich dieser dem Takt der Musik anzugleichen versucht. Zudem fällt es vielen Yoginis wie mir leichter mit Meditationsmusik, sich auf sich selbst zu konzentrieren.

1. Wir beginnen wieder im aufrechten Stand, kommen erst einmal ins „Lot" Die Füße hüftgelenkbreit. Die Hände sind vor der Brust in der Grußhaltung gefaltet. (Anjali Mudra) Das Becken leicht nach vorne kippen, so dass sich der Rücken fast schon von allein aufrichtet. Stelle Dir wieder vor an Deinem Scheitel sei ein unsichtbarer Faden, der Dich nach oben zieht. Gönne Dir einen Moment der Ruhe und sammle Dich.

2. Seitdehnung. Mit der Einatmung den rechten Arm nach oben führen, ausatmend nach links neigen, einatmend halten und ausatmend in die Ausgangshaltung zurückkehren. Nach fünf Mal kurz innehalten und nachspüren. Nun

das gleiche mit links und nach fünf Mal ebenfalls kurz nachspüren.

3. Rückbeuge. Einatmend führe die Arme nach oben, komme in eine kleine Rückbeuge.

4. Vorbeuge. Ausatmend die Arme über die Seite nach unten führen, Knie dabei eventuell leicht anwinkeln, damit es angenehmer für den Rücken wird. Hände neben den Füßen aufstellen.

5. halbe Vorbeuge. Mit einer Einatmung die Knie durchstrecken, die Hände auflegen und sich in einer halben Vorbeuge aufrichten.

6. Ausatmend zurück in die Vorbeuge.

7. Übergang Vierfüßlerstand, Katze /Kuh dabei ein Knie nach dem anderen auflegen. Im Vierfüßlerstand die Handgelenke unter den Schultergelenken und die Knie unter den Hüftgelenken positionieren. Ausatmend vom Becken ausgehend den Rücken aufrollen

8. Hund, genüsslich dehnen. Im Vierfüßlerstand mit einer Ausatmung das Gesäß nach oben schieben. Abwechselnd rechte und linke Ferse zu Boden führen.

9. Katze (siehe oben)

10. Kind: Wir spüren in der Kindshaltung (Yoga-Mudra) nach. Im Fersensitz nach vorne beugen, die Arme lang ausstrecken und Ein entspannen. Wahlweise einen Fäusteturm machen, um den Kopf höher zu halten oder die Arme neben dem Körper ablegen.

11. Übergang in den Fersensitz und von hier in den Drehsitz: Einatmend beide Arme nach oben führen. Ausatmend nach rechts drehen, die linke Hand aufs rechte Knie und die rechte Hand hinter dem Körper ablegen. Der Blick folgt soweit wie möglich. Der Rücken bleibt gerade und auf dem Kopf balancieren wir ein unsichtbares Buch, welches nicht herunterfällt. Zur anderen Seite wiederholen.

Nachspüren im Kind (10)

૮ૐ૭

Asanas zum Entspannen:
Bei nachfolgenden Übungen bekommen wir den Kopf nach einem turbulenten Tag relativ schnell wieder frei. Wichtig ist dabei das tiefe und bewusste Atmen. Der Atem funktioniert als Anti-Tempomacher, denn die Übungen werden im langsamen Atemrhythmus oder für eine bestimmte Zahl von Atemzügen absolviert. Er ist dabei wie das Meer - er fließt gleichmäßig und ruhig wie eine Welle, die sanft in Deine Lunge ein- und ausströmt. Wir beginnen in Rückenlage:

1. Dehnen, räkeln, strecken

2. Atemdialog, hierbei einatmend den rechten Arm über oben nach hinten ablegen, gleichzeitig den linken Arm nach unten neben dem Körper ablegen. Ausatmend halten und einatmend die Arme wechseln. Einige Male wiederholen.

3. Halbmond, immer noch in Rückenlage einatmend beide Arme über dem Kopf ablegen. Ausatmend mit geschlossenen Beiden nach recht wandern. Einatmend so bleiben und mit einer weiteren Ausatmung mit den Armen ebenfalls zur rechten Seiten „wandern". Einige Atemzüge verweilen, langsam auflösen. Nachspüren und dann zur anderen Seite wiederholen. Am Ende ebenfalls nachspüren.

4. Schulterbrücke: In Rückenlage Beine nahe beim Gesäß aufstellen. Die Arme liegen neben dem Körper. Ausatmend den Rücken Wirbel für Wirbel von der Unterlage lösen. Einatmend halten. Ausatmend Wirbel für Wirbel zurückkehren in die Ausgangshaltung.

5. Krokodil (siehe weiter vorne)

6. Apanasana zum Ausgleich (siehe weiter vorne)

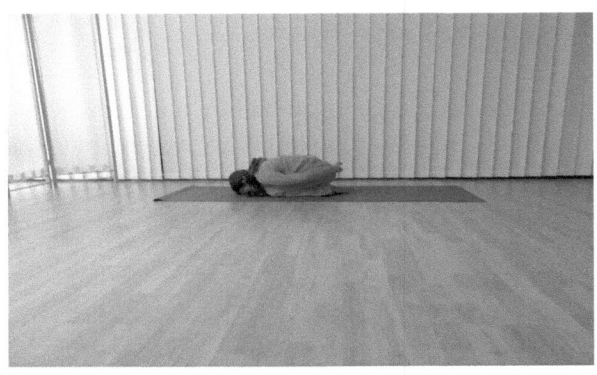

ఇ౩౪ం

Dies war nun sehr ausführlich das dritte Glied des achtfachen Weges. Hierbei habe ich mich bemüht, einfache Asanas auszuwählen, welche vor allen Dingen der Entspannung dienen, beziehungsweise eine Möglichkeit bieten dem Stress etwas entgegenzusetzen, da dieser der Grund für mich war, diesen Pilgerweg zu begehen.

Im nächsten Kapitel gönnen wir uns eine kleine Pause, oder besser einen Zwischenhalt auf unserem weiteren Weg nach Innen.

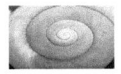

Wo stehe ich gerade?

Es ist Zeit einmal inne zu halten. Vielleicht liest du dieses Buch erst einmal zu Ende durch, bevor du beginnst, dich mehr darauf einzulassen. Du fährst dann die Strecke im übertragenen Sinn zuerst mit dem Auto ab. In diesem Fall kannst du dieses kleine Kapitel schnell überspringen.

Solltest Du den Weg aber bereits mit mir gegangen sein, schlage ich jetzt eine kleine Rast vor. Während einer Yogastunde spüren wir immer wieder nach, um auch kleinste Veränderungen wahrzunehmen. So möchte ich dies auch in diesem Buch halten, um den Weg intensiver zu gehen.

Wie geht es Dir gerade?
Hat sich schon etwas in Deinem Leben verändert?

Mit Yoga kann unser Gehirn in jedem Alter gesund und funktionsfähig bleiben. Durch alle neuen und ungewohnten Übungen werden im Gehirn neuronale Verbindungen gebaut. Die tiefe Atmung beruhigt die gestresste Seele und entspannt das Gehirn. Die Selbstwahrnehmung wird neu aktiviert und das Gehirn zu neuen Reaktionsmustern angeregt. Wir machen verschiedene Gleichgewichtserfahrungen und harmonieren die Kommunikation zwischen rechter und linker Gehirnhälfte. Dadurch kann eine neue Welt von Körper-Gehirn-Interaktionen entstehen. Durch das Erlernen von richtigen Atemtechniken im nächsten Kapitel, kann das Gehirn zudem optimal mit Sauerstoff versorgt werden. Mantras (siehe Kapitel Meditation) trainieren das Gehirn und unsere Vorstellungskraft. So können andere Bewusstseinsebenen erreicht werden und Stress effektiv abgebaut werden. Yoga aktiviert zudem den Stoffwechsel und reinigt Körper und Geist von schädlichen Stoffen. Die Energie kann wieder frei fließen.

Ich bin von Natur aus eher ungeduldig, brauche die schnellen Erfolge. Gerade aus diesem Grund zwinge ich mich immer wieder "anzuhalten" und bewusst wahrzunehmen, wie es mir gerade geht. Vergleiche, ob sich etwas durch meine Praxis verändert. Beschriebene Wirkungen spürbar sind. Denn Yoga ist und bleibt in erster Linie ein Erfahrungsweg.

Momentan bin ich oft von einem Glücksgefühl durchströmt und eine wundervolle Gelassenheit breitet sich immer wieder zwischendurch aus. Es hält nie lange, dennoch fühlt es sich verheißungsvoll an und lässt mich einen winzigen Vorgeschmack darauf erleben, was es bedeuten könnte ganz "bei mir zu sein". Verstehst du, was ich meine?

Wie fühlt es sich bei dir an?

Im nächsten Kapitel werden wir uns dem Atem zuwenden, seine Wichtigkeit erfahren und Übungen kennen lernen, die uns helfen, das erreichte Gefühl zu festigen, beziehungsweise es noch besser werden zu lassen. Gleichzeitig stelle ich auch die nächsten Glieder des achtfachen Weges von Patanjali vor, da sie nie getrennt voneinander betrachtet werden können, sondern wie nun schon mehrfach erwähnt, ineinander übergehen. Um wie schon beschrieben, Stück für Stück an unserem Schneckenhaus nach Innen zu wandern und so mehr und mehr über uns selbst erfahren. Durch die entstehende Selbstbeobachtung lernen wir unsere Stärken kennen und unsere Schwächen anzunehmen. Denn erst dies lässt uns wirklich „ganz" im Sinne von vollständig sein. Manchmal können uns zudem gerade unsere Schwächen zu einem großen Sieg verhelfen, wie folgende Geschichte von dem Jungen, dem ein Arm fehlte zeigt:

Es war einmal ein Junge, der nur mit einem rechten Arm auf die Welt gekommen, der linke fehlte ihm. Dieser Junge interessierte sich sehr für den Kampfsport. Er bat seine Eltern so lange darum, Unterricht in Judo nehmen zu können, bis sie nachgaben. Und dies, obwohl sie wenig Sinn daran sahen, dass er mit seiner Behinderung diesen Sport wählte. Der Meister, bei dem der Junge lernte, brachte ihm einen einzigen Griff bei und den sollte der Junge wieder und wieder trainieren. Nach einigen Wochen fragte der Junge: "Sag, Meister, sollte ich nicht mehrere Griffe lernen?" Sein Lehrer antwortete: "Das ist der einzige Griff, denn du beherrschen musst." Obwohl der Junge die Antwort nicht verstand, fügte er sich und trainierte weiter. Irgendwann kam das erste Turnier, an dem der Junge teilnahm. Und zu seiner Verblüffung gewann er die ersten Kämpfe mühelos. Mit den Runden steigerte sich auch die Fähigkeit seiner Gegner, aber er schaffte es dennoch bis ins Finale. Dort stand er einem Jungen gegenüber, der sehr viel größer, älter und kräftiger war als er. Auch hatte der Andere viel mehr Erfahrungen. Einige Zuschauer regten an, diesen ungleichen Kampf abzusagen und auch der Junge zweifelte einen Moment, ob er eine Chance haben würde. Der Meister aber bestand auf den Kampf. Im Moment einer Unachtsamkeit seines Gegners gelang es dem Jungen, seinen einzigen Griff anzuwenden – und mit diesem gewann er zum Erstaunen aller. Auf dem Heimweg sprachen der Meister und der Junge über den Kampf. Der Junge fragte: "Wie war es möglich, dass ich mit nur einem einzigen Griff das Turnier gewinnen konnte?" "Das hat zwei Gründe: Der Griff, den du beherrschst, ist einer der schwierigsten und besten Griffe im Judo. Darüber hinaus kann man sich gegen ihn nur verteidigen, indem man den linken Arm des Gegners zu fassen bekommt." Und da wurde dem Jungen klar, dass seine größte Schwäche auch seine größte Stärke war. (Herkunft und Verfasser unbekannt)

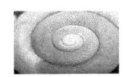

Atem - Pranayama

Durch die Praxis von Asana können wir auch ein Verständnis von unserem Atem entwickeln. Atemprozesse sind sehr individuellen Veränderungen unterworfen. Unser Atem verändert sich entsprechend dem Zustand unseres Geistes und unserer körperlichen Verfassung. Veränderungen in unserem Geist und Veränderungen körperlicher Funktionen werden durch innere und äußere Form beeinflusst. Das Wissen, das wir durch das Üben von Asana über unseren Atem gewonnen haben, bildet die Grundlage für die Praxis von Pranayama.

Pranayama bedeutet das Unterbrechen unbewusster Atemmuster, Das ist erst dann möglich, wenn die Praxis von Asana in einem gewissen Maß beherrscht wird. (Sutra 2.49.)

Pranayama ist die bewusste Regulierung des Atems. Durch diese Regulierung werden unbewusste Atemmuster unterbrochen und ersetzt. **Dies ist die zweite Möglichkeit aus dem Stresszyklus auszusteigen.** Indem wir unseren Atem bewusst beruhigen, wird auch der Geist ruhiger und dieser Zyklus durchbrochen. Denn der Atem ist der Spiegel unserer Seele. Er zeigt immer ganz deutlich wie es uns gerade wirklich geht. In der Regel wird Pranayama in einer für uns angenehmen und aufrechten Sitzhaltung praktiziert.

Atem ist unser wichtigstes Lebenselexier
für Körper, Geist und Seele.
Kennst du deinen Atemrhythmus?
Er ist der Rhythmus deines Lebens!
(unbekannt)

Nebenbei bemerkt, wusstest Du schon, dass...

... der Sauerstoff in der Medizin den wichtigsten Platz einnimmt?

... Du mit einem langsamen tiefen Atemzug sechs- bis zehnmal mehr Luft aufnehmen kannst, als mit einem normalen flachen?

... unser Gehirn 80 % des eingeatmeten Sauerstoffs verbraucht?

... Du den Reinigungsprozess Deines Lymphsystems durch bewusstes und richtiges Atmen um mehr als das Zehnfache beschleunigen kannst?

... das Zwerchfell der größte Muskel des Körpers ist?

... wir von ca. 750 Millionen Lungenbläschen im Schnitt nur jedes zwanzigste benutzen?

... 70% aller Abfallstoffe des Körpers über den Atem ausgeschieden werden? Weitere 20% werden über die Haut und nur 10% über Ausscheidungen des Verdauungstrakts entsorgt.

Insgesamt tun wir es mehr als **20.000**mal täglich und denken trotzdem kaum an das Atmen. Dabei können wir durch gezielte Atem und Bewegungsübungen positiven Einfluss auf unseren Stoffwechsel und unser Herz-Kreislauf-System nehmen. Der Blutkreislauf versorgt den Organismus mit allem, was man zum Leben braucht. Die Atmung bringt den Sauerstoff ins Blut: pro Tag **500 Liter**, die mit dem Blut zu den Zellen befördert werden. Ruhiges Atmen verhindert Blockaden, die durch starke Emotionen und erhöhte Anspannung entstehen. Aber unter Stress aber atmet der Mensch automatisch flacher und gepresster. So gelangen nur etwa 7 bis 10 Liter Luft über den Blutkreislauf zu den Organen. Mit einer gezielten Bauchatmung kann man bis zu 75 Liter Luft aufnehmen und unser Lymphfluss wird angeregt. Da wir über unsere Atmung 70% unserer Stoffwechselprodukte ausscheiden (siehe weiter oben im Text), können wir durch die Atmung unseren Organismus entsäuern! Die Körperhaltung verbessert sich, die Nerven werden gestärkt und unsere Bauchorgane werden durch bewusste Atmung massiert. Unsere Selbstheilungskräfte werden aktiviert. Wir werden stressresistenter, vitaler und ausgeglichener. Dieses Kapitel schließt somit nahtlos an das voran gegangene an. Wir können uns noch so gut ernähren, wenn wir falsch atmen, werden die Nährstoffe nicht genügend aufgenommen, bzw. im Blutkreislauf transportiert. So wenden wir uns nun mit vielen Übungen dem Atem zu und erfahren hier nebenbei noch etwas mehr über uns selbst. Zudem lernen wir mehr und mehr nach innen zu gehen, was in den dann folgenden Kapiteln vertieft wird.

Die regelmäßige Praxis von Pranayama verringert die Blockaden, die uns an einer klaren Wahrnehmung hindern. (Sutra 2.52.)

Das Achthaben auf den Atem macht uns auch Begierde, Aversion und Unwissenheit bewusst und kann dadurch zu ihrer Überwindung beitragen. In unserer Atmung spiegelt sich unsere Gemütsverfassung: Ist der Geist friedvoll und ruhig, wird der Atem sanft und regelmäßig sein; stellt aber irgendetwas Negatives sich ein, sei es Zorn, Hass, Furcht oder Leidenschaft, wird der Atem rau, schwer und schnell. So macht unser Atem uns auf unseren Gemütszustand aufmerksam und schafft einen Ansatzpunkt, von dem aus wir ihn beeinflussen können. Bercholz/Chödzin, Ein Mann namens Buddha

Das Zitat macht uns bewusst, wie wichtig die Achtsamkeit auf den eigenen Atem ist. Atmen ist uns so selbstverständlich geworden, dabei können wir nur ca. 3 Minuten ohne zu atmen weiterleben. (Im Vergleich zu 40 Tagen ohne Essen und ca. 3 Tagen ohne Flüssigkeit.)

Einen optimalen Atemrhythmus können wir bei einem Baby beobachten. Es atmet tief und gleichmäßig, der Bauch hebt und senkt sich, die Seiten bewegen sich mit. Schultern und Nacken bleiben locker und entspannt. Wir kommen also mit einer optimalen Atemtechnik auf die Welt und verlernen sie leider in der Regel im Lauf der Jahre. Häufiges Sitzen und unbequeme Kleidung zwängen Bauch und Zwerchfell ein. Weil wir uns zu wenig bewegen, atmen wir immer flacher. Stress und Anspannung schnüren uns zusätzlich die Luft ab, Angst raubt uns den Atem. Wir nutzen nicht die Kapazität, um unsere Lungen zu füllen und atmen nicht komplett aus. Ich kann es nicht oft genug schreiben: **Eine ruhige und effektive Atmung ist das beste Rezept für körperliches und seelisches Wohlbefinden.** Eine tiefe Bauchatmung stimuliert die inneren Organe, sie verbessert Durchblutung, Zellstoffwechsel, Immunabwehr und Verdauung. Die Atmung wirkt direkt auf die Psyche: Stress zum Beispiel zeigt sich meist mit unregelmäßigem oder beschleunigtem Rhythmus. Umgekehrt ist es fast unmöglich, in Stress zu geraten, wenn man bewusst ruhig atmet. Eine ruhige Atmung und Stress schließen sich gegenseitig aus.

Durch eine ruhige Atmung kann sich der Körper also entspannen und der Geist wird klar. Der Geist folgt dem Atem, und umso tiefer und langsamer der Atem, umso ruhiger ist auch der Geist. Atemübungen, im Yoga „Pranayama" genannt, versorgen den Körper mit Sauerstoff und universeller Lebenskraft, genannt Prana. Erlebe selbst wie es ist mit Deinem Atem verbunden zu sein und dadurch Schritt für Schritt mit jeder Atemübung aufmerksamer zu werden.

ଓଆଠ

"Das Kraut des Internisten und das Messer des Chirurgen heilen von außen, der Atem heilt von innen." (Paracelsus)

Nach so viel Theorie nun noch abschließend eine kurze Definition, wie der Atem und die Atemübungen im Yoga definiert werden, bevor ich zur Praxis übergehe.

Pranayama ist das vierte Glied des Raja Yoga und bezeichnet die Zusammenführung von Körper und Geist durch Atemübungen. „Prana" ist eine Bezeichnung für die Lebensenergie „Ayama" kann mit „kontrollieren" oder auch mit „erweitern" übersetzt werden. Der Begriff „Pranayama" bezeichnet also die bewusste Regulierung und Vertiefung der Atmung durch Achtsamkeit und beständiges Üben. Da die Atmung Träger der Lebensenergie ist, kann man Prana auch mit „Atem" übersetzen – im ursprünglichen Gebrauch hat der Begriff jedoch ein größeres Bedeutungsspektrum. Eine fortdauernde Konzentration auf die Vorgänge der Atmung und bewusst ausgeführte Atemtechniken können die Prozesse des Bewusstseins beeinflussen. Alle Atemschulen sehen in der Einatmung die Möglichkeit, sich dem Leben und neuen Erfahrungen zu öffnen. In einem tiefen und vollen Atemzug steckt die Bereitschaft sich dem Leben mit allen seinen Herausforderungen mutig zu stellen. Jede Ausatmung wiederum ist eine Einladung altes und verbrauchtes loszulassen. Es gibt über 50 spezifische Pranayamatechniken und Formen, dazu gehören:

- Anuloma Pranayama – „Wechselatmung", auch unter dem Namen Nadi Shodhana („Nadi-Reinigung") bekannt.
- Bhastrika Pranayama – „Blasebalgatmung", im Kundalini-Yoga auch Agni Prasana(„Feueratmung") genannt.
- Bhramari Pranayama – „Summen der Bienen" – Beim Ausatmen wird gesummt.
- Kapalabhati Pranayama – „leuchtender Schädel", eine Reinigungstechnik (Shatkriya).
- Sama Vritti Pranayama – „Gleichmäßige Atmung" – alle Anteile der Atmung (Einatmung, Ausatmung und Atemanhaltung werden gleich lang gehalten).
- Shitali Pranayama – „Abkühlende Atmung" – durch den Mund ausgeführte Technik, bei dem die Zunge zusammengerollt wird.
- Shitkari Pranayama – „Abkühlende Atmung" – durch den Mund ausgeführte Technik, für Menschen, die die Zunge nicht zusammenrollen können.
- Surya Bhedana Pranayama & Chandra Bhedana Pranayama – Einseitige Ein- und Ausatmung, rechts begonnen wird es mit der Sonne (Surya) identifiziert und links begonnen mit dem Mond (Chandra).
- Ujjayi Pranayama – auch „Engeatmung" oder „Ozeanisches Atmen" genannt.

Hier eine Auswahl an **einfachen Atemübungen**, die nun näher erläutert wird und auch ohne

Anleitung eines Lehrers gut zuhause nachvollziehbar sind:

Feueratem: Aktiviert das »Sonnengeflecht«, erhöht den Sauerstoffgehalt im Blut und stärkt das Zwerchfell. Aufrecht sitzen, der Nacken ist lang. Durch die Nase sehr schnell ausatmen (maximal eine viertel bis eine halbe Sekunde) und doppelt so lange einatmen. Beim Ausatmen die Luft kräftig ausstoßen und den Bauch so weit wie möglich zur Wirbelsäule ziehen. Der Brustkorb bleibt entspannt. Dann den Bauch locker lassen - die Einatmung kommt ganz von selbst. Zu Beginn ca. 1 Minute, später eventuell auch länger.

Duftatem: Verbessert die Durchblutung im Gehirn, erfrischt und macht wach. Mit Daumen und Zeigefinger von der Nasenwurzel aus mehrmals über den Nasenrücken streichen. Dabei kräftigen, aber kurzen Druck mit den Fingern geben, so dass man den Nasenrücken spürt. Dann Arme und Hände entspannen und den Atem kommen lassen, als atme man einen angenehmen Duft ein. Spüren, wie der Atem ganz sanft direkt unter dem Nasenrücken ein- und ausströmt. Empfehlung: 5-10 Atemzüge.

Fingeratem: Vertieft die Atmung, weckt neue Kräfte. In entspannter, aufrechter Körperhaltung alle zehn Fingerkuppen für zehn Atemzüge aneinander drücken. Fingerkuppen aneinander legen und nicht nur mit den Fingerspitzen drücken. Der Druck sollte nicht zu stark und nicht zu zart sein. Mehrmals wiederholen.

<u>Wechselatmung</u> (Nadi Shodana): Die grundlegendste Atemübung des Yoga. Regt die Nasenatmung an. Fördert die Konzentration und führt zu innerer Ruhe. Aufrecht und bequem sitzen, die Augen sind geöffnet oder geschlossen. Rechte Hand heben und mit dem rechten Daumen das rechte Nasenloch verschließen. Durch das linke Nasenloch langsam einatmen. Dann beide Nasenlöcher sanft mit Daumen und Ringfinger verschließen. Anschließend das rechte Nasenloch öffnen und lange und ruhig durch das rechte Nasenloch ausatmen. Das linke Nasenloch geschlossen halten und nun durch das rechte Nasenloch einatmen. Wieder beide Nasenöffnungen schließen und dann durch das linke geöffnete Nasenloch langsam ausatmen. Darauf achten, dass der Kopf aufrecht bleibt und der Arm nicht gegen den Brustkorb drückt. Wiederholung: beide Seiten anfangs 9 - bis 12- mal, später länger (5 – 10 Minuten)

<u>Gründliches Ausatmen:</u> Kontrolliert und verlängert die Ausatmung. Entspannt und lockert. In Rückenlage oder einer bequemen aufrechten Position im Sitzen oder Stehen die Hände auf die unteren Rippenbögen legen, die Ellenbogen zeigen nach außen. Zunächst beobachten, wie der Atem durch die Nase ein- und ausströmt. Dann die Aufmerksamkeit auf die Hände lenken. Spüren, wie

im Einatmen die Rippen und Finger sanft auseinandergehen und im Ausatmen wieder zusammen. Nach einer Weile weiter durch die Nase einatmen und jetzt durch den leicht geöffneten Mund fast lautlos auf "Haaaa" ausatmen. Dabei den Unterkiefer entspannt lassen. Empfehlung: mehrere Minuten lang.

Die gleiche Übung im Stand, <u>Holzfälleratmung:</u> Gerade hinstellen, die Beine sind hüftgelenkbreit auseinander. Arme seitlich ausbreiten, die Handflächen zeigen nach vorn. Dann einatmen und Arme mit Schwung nach oben führen. Ellenbogen anwinkeln, Arme senken und dabei diesmal laut auf „Ha" ausatmen. Wiederholung: dreimal, dann nachspüren.

᠀᠀᠀

Im Atemholen sind zweierlei Gnaden:
Die Luft einziehen, sich ihrer entladen.
Jenes bedrängt, dieses erfrischt.
So wunderbar ist das Leben gemischt.
Du, danke Gott, wenn er dich presst.
Und danke ihm, wenn er dich wieder entlässt.
(Goethe)

Spezielle Atemtechniken gegen den Stress

Im Yoga empfehle ich immer <u>die Bauchatmung:</u> Beim Einatmen sollte sich das Zwerchfell zusammenziehen und abwärts bewegen. Die Bauchdecke sollte sich dabei nach vorne wölben. Im

Brustraum entsteht so ein Sog. Dadurch entfalten sich die Lungen, man atmet ein. Bei der Brustatmung werden die Rippen nach oben gezogen und voneinander entfernt. Dadurch vergrößert sich der Brustraum und es entsteht wieder Unterdruck, der zur Einatmung führt. Beim Ausatmen entspannt sich das Zwerchfell. Damit wird verbrauchte Luft aus den Lungen gepresst. Ein Zusammenziehen der Rippen unterstützt diesen Prozess.

Den Atemrhythmus finden: Den Atemrhythmus zu finden trainiert man, indem man durch die Nase in den Bauch hinein atmet und etwa doppelt so lange ausatmet. Die Ausatmung bringt die eigentliche Entspannung. Nach dem Einatmen dann nicht die Luft anhalten, sondern gleich ruhig ausatmen. Erst danach eine kurze Atempause einlegen, bis der Körper wieder nach Luft verlangt. In diesem Fall atmest Du automatisch tief ein. Beobachte Deine Atmung. Wie die meisten Menschen wirst Du vermutlich beim Ausatmen etwas zusammensinken, doch so wird der Energiefluss gehemmt. Das Ausatmen sollte Dich daher im Gegenteil aufrichten. Das Einatmen hilft dabei, dass Du Dich sammelst. Denn beim Einatmen empfängst Du etwas: Du lässt etwas zu. Das Ausatmen ist aktiv: Du tust etwas. Unsere Atmung verläuft größtenteils unbewusst, flaches Atmen gehört zum Alltag. Häufig atmen wir erst bei großen Anstrengungen oder bei Atemnot ganz bewusst und tief in den Bauch. Dabei ist das Einatmen ein aktiver Vorgang, bei dem das Zusammenspiel vieler Muskeln notwendig ist wie man bereits weiter vorne im Text lesen konnte.

<u>Die Atemtechnik:</u> Atme ruhig und gleichmäßig durch die Nase ein und aus. Beginne dann die einzelnen Übungen mit einer tiefen Vollatmung: Atme zunächst in den Bauch, dann in die Brust und die seitlichen Rippenbögen. Weitere Tipps zur richtigen Technik: Die Lungen müssen sich zuerst von unten füllen, wobei sich der Bauch vorwölbt. Gleichzeitig weitet sich der untere Teil des Brustkorbs. Erst danach füllen sich die oberen Lungenabschnitte. Am Ende der tiefen Einatmung hebt sich der obere Teil des Brustbeins.

<u>Atem-Meditation für innere Ruhe</u>: (Nun greife ich ein wenig vor und weise schon auf eine Möglichkeit der Meditation hin. Wie zu Beginn geschrieben, ist der achtfache Weg kein linearer Weg, sondern findet sich ein Glied auch im anderen wieder.) Gehe in den In den Schneidersitz. Der Rücken ist gerade, die Halswirbelsäule gestreckt, die Schultern unten, die Lider nur so weit geöffnet, dass ein wenig Licht einfallen kann. Führe Deine Hände im Schoß zusammen. Lege dazu die Handflächen ineinander. Die zusammengelegten Daumen weisen nach oben. Jetzt gleichmäßig ein- und ausatmen und sich auf den Atem konzentrieren. Versuche die Gedanken kommen und gehen zu lassen. Kehre immer wieder auf die Atmung zurück. Wenn möglich, steigere die Zeit langsam Woche für Woche: Beginne anfangs damit 20 tiefe Atemzüge zu nehmen, dann 40 und so weiter.

<u>Lotusatmung:</u> Stell Dir vor, mit dem Bauchnabel so sanft und leicht zu atmen wie eine Lotusblüte, die sich im Wind bewegt. Beim Einatmen öffnet sich die Blüte, beim Ausatmen schließt sie sich wieder.

<u>Yoga-Vollatmung:</u> Eine Übung in drei Teilen: Beginne mit der <u>Bauchatmung:</u> Die Hände auf den Bauch legen. Tief in den Bauch gegen die Handflächen atmen. Dann geht es weiter mit der <u>Flanken-Atmung:</u> Hände seitlich an die Rippen legen und bewusst gegen die Hände atmen. Zum Schluss die <u>Lungenspitzenatmung:</u> Arme anwinkeln und Fingerspitzen auf die Schlüsselbeine legen. Konzentriert von unten nach oben in die Lungenspitzen atmen. <u>Nun die drei Teile verbinden:</u> tief durch die Nase einatmen. Dabei spüren, wie sich Bauch und Brustkorb weiten und die Schlüsselbeine heben. Langsam ausatmen und spüren, wie die Luft aus Lungenspitzen, Brustkorb und schließlich dem Bauch entweicht. Um den Atemfluss zu fühlen, eine Hand auf die Brust und die andere auf den Bauch legen.

<u>Atemzüge zählen:</u> Dies ist ein weiterer Klassiker unter den Atemübungen: Zähle beim Ein und Ausatmen. Beispielsweise fünf Sekunden ein- und fünf Sekunden lang ausatmen. Hier geht es nicht darum, einen Rekord aufzustellen. Viel mehr geht es um das gleichmäßige rhythmische Atmen. Das Atmen sollte dabei immer durch die Nase erfolgen. Stelle Dir beim Einatmen zudem vor, dass Du einen wohltuenden Duft aufnimmst, der dann mit der

Ausatmung Deinen ganzen Körper durchströmt. Lege eine Hand auf deinen Bauch, atme tief in den Bauch hinein und nimm diese Atmung bewusst wahr. Versuche, Deine Übungszeit langsam zu steigern. Von Mal zu Mal. Aber immer darauf achten, dass es zu keiner Anstrengung führt. Denn Du willst ja keine An-, sondern Entspannung erreichen.

Länger ausatmen: Atme etwa doppelt so lange aus, wie ein. Wenn Du beispielsweise etwa fünf Sekunden lang einatmest, versuche dann, Deine Ausatmung zehn Sekunden in die Länge zu ziehen. Einfach bewusst ganz langsam ausatmen. Das entspannt unglaublich schnell.

Anspannung und Entspannung: Dies ist auch eine hervorragende Atemübung, um sehr schnell zu entspannen: Während Du langsam einatmest, spanne so viele Muskeln wie möglich an. Halte dann kurz die Luft an. Dann atme langsam aus und entspanne alle Muskeln wieder. Durch dieses Anspannen der Muskeln wird Blut in die Gefäße gepumpt. Wenn du dann die Muskeln wieder lockerst, werden die Gefäße erweitert und es fließt mehr Blut. Das führt zu einem Gefühl von wohliger Wärme und angenehmer Schwere. Nachdem Du etwa fünf Mal diese An- und Entspannung in Kombination mit langsamen Ein- und Ausatmen durchgeführt hast, bleibe noch etwa ein bis zwei Minuten mit geschlossenen Augen ruhig sitzen oder liegen. Spüre die Wärme in Deinem Körper. Denke an etwas Schönes. Das können angenehme Erinnerungen sein, die Du Dir ins

Gedächtnis rufst, oder wandere mit Deinen Gedanken an schöne Plätze. Atme ruhig weiter, ohne aber bewusst an die Atmung zu denken. Wenn Du mit Deiner Gedankenreise zu Ende bist, strecke und recke Dich langsam. Gähne herzhaft und schon wirst Du wieder neue Energie verspüren.

ଔଃ

Wie eingangs erwähnt, ist der Atem unser wichtigstes Lebenselexier. Deshalb noch einmal zusammenfassend erwähnt, wie wichtig er ist:

Ein tiefer Atem entspannt, macht gute Laune und fördert die Konzentration. Angst und Wut, Schmerzen und Kreislaufprobleme lassen sich einfach weg atmen. Das ist spürbar und sichtbar, denn auch Haltung und Ausstrahlung gewinnen durch einen tiefen Atem. Er macht wach, denn mit Atemkörperübungen, z. B. Dehnen, Strecken, Schwingen oder Klopfen, kannst Du schon morgens den Kreislauf in Schwung bringen, neue Kraft und Energie schöpfen und mit guter Laune in den Tag starten. Schon im Bett können ein paar tiefe Atemzüge zusammen mit genüsslichem Räkeln und Strecken die Müdigkeit vertreiben. Oder wie wäre es mit dem bekannten Klassiker, denn kaum noch einer macht: Sich vor dem geöffneten Fenster zu recken und zu strecken, als ob man die Decke erreichen wollte. Gähnen, seufzen, summen, tönen – nur wenige Minuten reichen aus, um sich positiv auf den Tag einzustimmen. Genauso hilft uns der Atem auch

Schlafstörungen etwas entgegenzusetzen. Wenn auch Du nicht einschlafen kannst oder mitten in der Nacht beziehungsweise in den frühen Morgenstunden wieder aufwachst kannst Du folgendes probieren: Konzentriere Dich auf den ruhigen, langsam fließenden Atem. Spüre, wie der Bauch sich hebt und senkt, und lass den ganzen Körper schwer auf der Matratze ruhen. Durch die Aufmerksamkeit auf den Atem und die Atembewegung kannst Du geistig abschalten und Dich körperlich entspannen. Indem Du den Atem bewusst fließen lässt, können innere Ruhe und Gelassenheit entstehen. Du kannst dadurch das Gedankenkarussell stoppen und Dich von quälenden Alltagsgedanken befreien. So findest Du leichter in einen tiefen, erholsamen Schlaf. Der Atem verhilft uns auch zu einer besseren Konzentration. Der Ort in dem diese entstehen kann ist das Gehirn. Konzentration heißt, die ungeteilte Aufmerksamkeit auf eine bestimmte Sache oder eine Person zu lenken. Das kannst Du üben indem Du Dir immer wieder die Zeit nimmst, Dich z. B. auf die Flamme einer Kerze, eine Blume oder den Atem zu konzentrieren. Das wirkt sich gleichzeitig positiv auf die Stimmung aus: Wer sich ganz auf eine Sache einlässt, erlebt dabei eine innere Freude. Atemübungen haben zudem den Vorteil, dass sie den Körper mit Sauerstoff versorgen. Die Gehirnzellen sind in besonderem Maße stoffwechselaktiv und daher richtige „Energievielfraße", vor allem wenn wir denken und uns konzentrieren. Sauerstoff ist der Treibstoff, der Dein Gehirn in Gang hält. Eine tiefe, gleichmäßige, langsame Atmung sorgt für genügend Sauerstoff für die hungrigen Gehirnzellen. Ein Grundsatz lautet: „Bewusst ausatmen, wenn die Konzentration nachlässt." Einfache Übungen zum Ausatmen sind unter anderem: Seufzen oder Gähnen. Auch die Wechselatmung „durchlüftet" das Gehirn. Eine gute Übung, wenn Deine Aufmerksamkeit nachlässt, ist auch das Einschnüffeln der Luft durch die Nase. Besonders wirkungsvoll ist diese Übung, wenn Du ein paar Tropfen Japanisches Minzöl auf Deinen Handrücken oder in ein Tempotaschentuch tröpfelst und dann den Geruch einschnüffelst. Ein weiterer wichtiger Punkt ist, dass ein tiefer, bewusster Atem Schmerzen lindern oder sogar beseitigen kann. Atme in solchen Fällen bewusst zu der schmerzenden Stelle hin. Stell Dir vor, dass dieser Bereich sich dehnt und weit wird. Schicke gedanklich heilende Energie und Sauerstoff dorthin, wo es wehtut. Beim Ausatmen entspanne die schmerzende Region und lasse die Luft langsam entweichen. Stelle Dir dabei vor, dass Schmerzen, Anspannung und Verbrauchtes ausströmen. Nicht zu unterschätzen ist, dass der Atem auf jedes Gefühl reagiert und umgekehrt jedes Gefühl beeinflussen kann. Je tiefer und freier Du atmest, desto mehr können sich angenehme Gefühle ausbreiten. Wenn Du angespannt bist und der Atem kaum noch wahrnehmbar ist, dann versuche zu lächeln und an etwas Schönes zu denken, vielleicht an den letzten Urlaub oder etwas ähnliches. Stelle Dir das ganz bildhaft vor, spüre tiefe Freude dabei und erlebe, wie der Atem sich vertieft und wie von allein ein

Wohlgefühl entsteht. Oder lache einfach „drauflos". Stell Dir etwas Lustiges vor und lache: mit allen Lachmuskeln, also auch denen um die Augen herum. Per Rückmeldung von den Gesichtsmuskeln kommt dann im Gehirn die Botschaft an: gute Laune! Lachen vertieft den Atem, versetzt das Zwerchfell in Schwingungen, löst Rumpf- und Atemmuskeln und befreit die Kehle. Es schenkt dem Körper und dem Gehirn eine regelrechte Sauerstoffdusche. Stresshormone werden gebremst, Anspannungen wie durch ein Ventil abgelassen. Glückshormone werden ausgeschüttet. Spüre nach einem Lachanfall noch ein wenig nach: Die Muskeln sind jetzt lockerer, der Atem ist vertieft und der Herzschlag wird ruhiger. Nicht zuletzt hilft uns der Atem auch zu einer guten Ausstrahlung und Haltung. Ob es sich dabei um ein Bewerbungsgespräch, einen Vortrag oder ein geschäftliches Treffen handelt in jedem Fall ist der erste Eindruck entscheident. Und der wird vom Auftreten, der Haltung und dem Gesichtsausdruck bestimmt. Eine gute Haltung hängt von einer aufgerichteten Wirbelsäule ab, aber damit das Ganze nicht steif aussieht, sind gedehnte, elastische Rumpfwände wichtig. Viele Menschen kennen leider eher das Gegenteil: nach vorne hängende Schultern, angespannte Körperwände und ein gestauter Atem, der nur in die oberen Lungenanteile gelangt. Ein befreiter, weitschwingender Atem richtet auf, denn mit rundem Rücken atmet es sich schlecht, und verschafft eine lockere – äußere wie innere – Haltung. Die Körperwände werden von Anspannungen gelöst und können mit jedem Atemzug frei mitschwingen. Der freie Atem befreit die Lebenskraft und lockert eine festgefahrene Haltung. So gehst Du vitaler und aufgerichteter durchs Leben. Und das strahlt Offenheit, Vitalität und Lebensfreude aus. Du wirkst präsent und lebendig. Im Umkehrschluss wirkt sich das wiederum positiv auf Dein Selbstbewusstsein aus. Eine attraktive Ausstrahlung und innere Kraft, Körperbewusstsein und Selbstbewusstsein sind der Lohn. Als ich während meiner Yogalehrer-Ausbildung zur Atemlehre kam, gab es einige „aha-Erlebnisse". Meinen Körper wieder zu spüren, war eine Sache, dass dieser auch atmet eine ganz andere. Im Laufe der Jahre hatten sich viele schlechte Atemgewohnheiten eingeschlichen. Und es fiel mir sogar schwer tief durchzuatmen. Wieder in Kontakt mit meinem Atem zu kommen führte bei mir zu tiefer Entspannung und einem großartigen Glücksgefühl. Ich war wie befreit und wünsche auch Dir solche wundervollen Erlebnisse!

Im nächsten Kapitel geht es weiter auf der Reise nach Innen. Wir ziehen „unsere Fühler" ein. Kommen noch mehr mit uns selbst in Kontakt, da die Sinne nicht mehr nach außen gewandt sind.

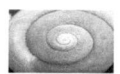

Pratyahara - zurückziehen der Sinne

Die regelmäßige Praxis von Pranayama verringert die Blockaden, die uns an einer klaren Wahrnehmung hindern. Unser Geist ist nun gut vorbereitet und fähig für den Prozess, sich auf ein gewähltes Ziel auszurichten. Pratyahara geschieht, wenn der Geist in der Lage ist, seine gewählte Richtung beizubehalten und die Sinne sich nicht wie gewöhnlich mit den Objekten, die sie umgeben, verbinden. Im Zustand von Pratyahara folgen die Sinne dem Geist in seiner Ausrichtung. Dann stehen die Sinne ganz und gar zu unserer Verfügung. Sie sind nicht mehr Ursache für Ablenkung, sondern sie unterstützen uns darin, ein Ziel, auf das wir uns ausgerichtet haben, klar zu erkennen.
(Sutra 2.52. bis 2.55.)

Wie schon mehrfach zuvor erwähnt ist Yoga ein umfangreiches System spiritueller Methoden für das innere Wachstum. Von den acht Gliedern ist Pratyahara wahrscheinlich am wenigsten bekannt. Es nimmt jedoch einen zentralen Platz ein. Manche Yogis zählen es zu den äußeren Aspekten des Yoga, für andere ist es ein innerer Aspekt. Beides ist richtig, denn Pratyahara ist ein Bindeglied, wie eine Tür zwischen den inneren und äußeren Aspekten des Yoga, und es zeigt uns, wie wir von der einen Seite zur anderen gelangen. Wir können nicht unmittelbar von den Asanas zur Meditation übergehen. Das wäre ein Sprung vom Körper in den Geist, ohne darauf zu achten, was dazwischen liegt. Damit dieser Übergang gelingt, müssen wir die **Atmung** und die **Sinne**, den **Körper** und den **Geist** verbinden. Dazu benötigen wir Pranayama und Pratyahara. Mit Pranayama beherrschen wir unsere vitalen Energien und Impulse, mit Pratyahara meistern wir die unruhigen Sinne. Diese sind wie ein Schlüssel für eine erfolgreiche Meditation.

Was ist Pratyahara nun genau?

Der Begriff Pratyahara besteht aus zwei Sanskritwörtern, nämlich „prati" und „ahara". Ahara bedeutet "Nahrung" oder "etwas, was wir uns von außen zuführen". Prati ist eine Präposition, die "gegen" oder "weg" bedeutet. Pratyahara bedeutet wörtlich "Beherrschung des Ahara" oder "Meisterung äußerer Einflüsse". Deshalb erwähnte ich im Kapitel zuvor schon das Bild der Schnecke. Sie zieht ihre Fühler ein. Das Haus ist der Geist, die Sinne sind die Fühler nach Außen. Das Wort wird meist mit "Rückzug der Sinne" übersetzt, aber das ist noch nicht alles. Im Yoga gibt es drei Ebenen des Ahara. Die erste ist die physische Nahrung, die dem Körper die benötigten fünf Elemente liefert. Die zweite sind Eindrücke, die subtilen Substanzen, die mit Tönen, Bildern, Berührungen, Geschmäckern und Gerüchen den Geist ernähren. Auf der dritten Ebene befinden sich unsere Beziehungen, also die Menschen, die uns nahe stehen und Nahrung für unsere Seele sind, weil sie uns Sattva, Rajas und Tamas geben. Pratyahara verlangt von uns den Verzicht auf ungesunde Nahrung, Eindrücke und Beziehungen. Stattdessen müssen wir für diese genannten Dinge offen sein. Ohne richtige Ernährung und richtige Beziehungen können wir die Sinneseindrücke nicht in den Griff bekommen und den Geist nicht befreien. Wenn wir uns vor negativen Eindrücken hüten, stärkt Pratyahara die Immunität des Geistes. So wie ein gesunder Körper widerstandsfähig gegen Gifte und Keime ist, kann ein gesunder Geist negative Sinneseindrücke abwehren. Das bedeutet zum Beispiel, dass Du Pratyahara üben solltest, wenn Dich der Lärm in Deiner Umgebung zusehr stört. Sonst wirst Du wahrscheinlich nicht in der Lage sein zu meditieren.

Im Yoga werden vier Hauptformen von Pratyahara angenommen:
- Indriya-Pratyahara (Beherrschung der Sinne),
- Prana-Pratyahara (Beherrschung von Prana),
- Karma-Pratyahara (Beherrschung des Handelns) und Mano-Pratyahara (Rückzug des Geistes von den Sinnen).

Jede Variante hat ihre eigenen Methoden, welche nun im folgenden zum besseren Verständnis kurz näher erläutert werden.

1. Beherrschung der Sinne

Indriya-Pratyahara ist die wichtigste Form von Pratyahara, was wir in unserer von den Massenmedien geprägten Kultur vielleicht nicht gerne hören. Die meisten Menschen sind mit Sinneseindrücken überladen, weil sie unaufhörlich vom Fernsehen, vom Rundfunk und von Computern, von Zeitungen, Zeitschriften und Büchern damit bombardiert werden. Unsere Konsumsellschaft ist darauf angewiesen, durch Reizung der Sinne Interesse zu wecken. Wir werden ständig mit grellen Farben, lauten Geräuschen und dramatischen Gefühlen konfrontiert. Wir schwelgen darin, wir sind daran gewöhnt. Die Sinne haben jedoch wie schlecht erzogene Kinder ihren eigenen Willen, der weitgehend dem Instinkt folgt. Sie sagen dem Geist, was er tun soll. Wenn wir sie nicht zur Vernunft bringen, beherrschen sie uns mit endlosen Forderungen. Wir finden diese endlose Sinnesaktivität schon so normal, dass wir gar nicht mehr wissen, wie man den Geist beruhigt. Man kann durchaus sagen, dass wir zu Geiseln der sinnlichen Welt und ihrer Verführungen geworden sind. Dabei laufen wir allem nach, was die Sinne reizt und vergessen unsere anderen Lebensziele. Darum ist Pratyahara für uns heutige Menschen wohl das wichtigste Glied des Yoga. Das alte Sprichwort "Der Geist ist willig, aber das Fleisch ist schwach" gilt für Menschen, die nicht gelernt haben, ihre Sinne zu zügeln. Indriya-Pratyahara stärkt den Geist und verringert seine Abhängigkeit vom Körper. Das ist keine Unterdrückung (die Auflehnung zur Folge hätte), sondern richtige Koordination und Motivation.

Richtige Sinneseindrücke

Bei Pratyahara geht es vor allem um die richtige Aufnahme von Sinneseindrücke. Wir achten zwar darauf, was wir essen und mit wem wir uns anfreunden, doch bei den Sinneseindrücken sind wir oft leider nicht so wählerisch. Wir nehmen über die Massenmedien bereitwillig auf, was wir in unserem eigenen Leben niemals dulden würden. Durch Filme lassen wir Leute in unser Haus, denen wir im wirklichen Leben die Tür weisen würden. Können wir wirklich erwarten, dass die Eindrücke, welche wir jeden Tag aufnehmen keine Wirkung auf uns haben? Starke Sinnesreize trüben den Geist, und ein trüber Geist löst sorglose, rücksichtslose oder gar gewalttätige Handlungen aus. Nach der Lehre des Ayurveda sind Sinneseindrücke die Hauptnahrung für den Geist. Unser gesamter geistiger Hintergrund besteht aus den dominierenden Sinneseindrücken. Dies ist zum Beispiel daran erkennbar, wenn uns immer wieder Erinnerungen an das letzte Lied, das wir gehört haben, oder Szenen aus dem letzten Film, den wir gesehen haben, einfallen. Ebenso wie minderwertige Nahrung dem Körper Gift zuführt, vergiften auch minderwertige Eindrücke den Geist. Wertlose Fertignahrung erhält ihren Geschmack durch viel Salz, Zucker oder Gewürze, da es sich um weitgehend tote Nahrung handelt. Vergleichbar damit brauchen wertlose Sinneseindrücke starke dramatische Effekte, wie Sex und Gewalt, um uns das Gefühl zu geben, dass sie real sind, weil es sich in Wirklichkeit nur um auf einen Bildschirm projizierte Farben handelt. Wir dürfen die Rolle der Sinneseindrücke nicht unterschätzen. Sie machen uns zu dem, was wir sind, weil sie das Unterbewusstsein beeinflussen und seine latenten Neigungen stärken. Wenn wir meditieren wollen, ohne unsere Sinne beherrschen zu können, lehnt das Unterbewusstsein sich gegen uns auf und verhindert, dass sich innerer Frieden und Klarheit einstellen.

Rückzug der Sinne

Zum Glück sind wir der Überfülle von Sinneseindrücken nicht hilflos ausgeliefert. Pratyahara versorgt uns mit vielen Abwehrmethoden. Die einfachste ist der zeitweilige Rückzug vor allen Sinneseindrücken. So wie der Körper vom Fasten profitiert, kann der Geist vom Rückzug der Sinne profitieren. Dies kann eine kurze Pause mit geschlossenen Augen sein oder ein Aufenthalt in einer Berghütte, fern jeder Reizüberflutung. Auch das nun bereits mehrfach erwähnte "Medienfasten" reinigt und verjüngt den Geist. **Yoni mudra** ist eine der wichtigsten Methoden des Pratyahara, um die Sinne zu schließen. Dabei blockieren wir die Sinnesöffnungen des Kopfes – Augen, Ohren, Nasenlöcher und Mund – mit den Fingern, so dass Achtsamkeit und Energie einfließen können. Das tun wir für kurze Zeit, wenn unser Prana stark ist, zum Beispiel sofort nach dem Pranayama. Natürlich dürfen wir Mund und Nase nicht so lange zuhalten, dass wir an Sauerstoffmangel leiden. Wir können auch die Sinnesorgane offen lassen, ihnen jedoch unsere Aufmerksamkeit entziehen. Auch dann nehmen wir keine Sinneseindrücke mehr auf.

Konzentration auf einförmige Eindrücke

Wir können den Geist auch dadurch reinigen, dass wir uns auf eine Quelle einförmiger Eindrücke konzentrieren, also zum Beispiel das Meer oder den blauen Himmel betrachten. So wie das Verdauungssystem durcheinander gerät, wenn wir unregelmäßig und ständig etwas anderes essen, haben wir auch Probleme, Sinneseindrücke zu verarbeiten, wenn sie widersprüchlich sind oder uns überschwemmen. Die Verdauung können wir durch eine Monodiät in Ordnung bringen, die geistige Verdauung dagegen braucht eine Diät aus natürlichen, homogenen Eindrücken. Diese Methode ist oft nach einer Phase des völligen Verzichts auf Sinneseindrücke hilfreich um positive Eindrücke zu erzeugen.

Innere Eindrücke erzeugen

Auch wenn wir uns auf innere Eindrücke konzentrieren, wenden wir die Aufmerksamkeit von äußeren Reizen ab. Wir können dazu die Vorstellungskraft nutzen oder mit den feinstofflichen Sinnen Kontakt aufnehmen, die sich melden, sobald die physischen Sinne still sind. Visualisierung ist die einfachste Methode, um innere Einrücke zu erzeugen. Im Yoga beginnt die Meditation aus diesem Grund häufig mit Visualisieren. Wir "sehen" beispielsweise eine schöne Landschaft. Das alles ist Pratyahara, weil es den Geist von äußeren Eindrücken befreit und als Grundlage der Meditation positive innere Eindrücke erzeugt. Dieses einleitende Visualisieren ist bei den meisten Formen der

Meditation hilfreich, und es lässt sich auch in andere spirituelle Praktiken integrieren.

Laya-Yoga ist der Yoga des inneren Klang und Lichtstroms. Wir konzentrieren uns auf die feinstofflichen Sinne und ziehen uns vor den grobstofflichen zurück. Dieser Rückzug zum inneren Klang und zum inneren Licht transformiert den Geist und ist eine weitere Variante des Indriya-Pratyahara.

2. Beherrschung von Prana (= Lebensenergie)

Die Herrschaft über die Sinne setzt voraus, dass wir Prana erzeugen und dieses Prana beherrschen, denn die Sinne folgen dem Prana, unserer vitalen Energie. Wenn Prana nicht stark ist, können wir die Sinne nicht beherrschen. Wenn unser Prana gestört oder verstreut ist, gilt für die Sinne das gleiche. Pranayama ist deshalb auch die Vorbereitung auf Pratyahara. Beim Pranayama sammeln wir Prana, beim Pratyahara ziehen wir es zurück. Yoga-Texte beschreiben, wie man Prana aus verschiedenen Körperteilen zurückziehen kann. Wir beginnen an den Zehen und leiten das Prana an eine beliebige Stelle: in den Scheitel, ins Dritte Auge, ins Herz oder in ein anderes Chakra. (= Energiezentrum des Körpers)

3. Beherrschung des Handelns

Wir können die Sinne ebenfalls nicht meistern, wenn wir die Bewegungsorgane nicht beherrschen, denn diese bringen uns in Kontakt mit der äußeren Welt. Die Impulse, die wir durch die Sinnesorgane empfangen, werden durch die Bewegungsorgane ausgedrückt, und dadurch verwickeln wir uns immer mehr in sinnliche Reize. Da das Verlangen endlos ist, werden wir nicht dadurch glücklich, dass wir bekommen, was wir wollen, sondern dadurch, dass wir nichts mehr brauchen, was der äußeren Welt angehört. So wie die Aufnahme der richtigen Eindrücke uns hilft, die Sinnesorgane zu beherrschen, verschaffen uns die richtige Arbeit und das richtige Handeln die Herrschaft über die Bewegungsorgane. Wenn wir selbstlos dienen und das Leben als heiliges Ritual betrachten, praktizieren wir Karma-Yoga. Karma-Pratyahara bedeutet, dass wir bei allem, was wir tun, nie an eine Belohnung denken, weil wir damit nur jemand dienen wollen. Die Bhagavadgita sagt: "Handle, ohne Lohn zu erwarten." Dies ist eine Form von Pratyahara. (Auch wenn dies so in seiner Reinform in unserer westlichen Welt kaum möglich ist.

4. Rückzug des Geistes

Die Yogis bezeichnen den Geist als das sechste Sinnesorgan, das alle anderen Sinnesorgane steuert. Wir nehmen nur diejenigen Eindrücke auf, denen unsere Aufmerksamkeit gilt. In gewisser Weise praktizieren wir also immer Pratyahara. Doch unsere Aufnahmefähigkeit ist begrenzt, und darum können wir auf bestimmte Eindrücke nur achten, indem wir unsere Aufmerksamkeit von anderen Eindrücken abziehen. Wenn wir etwas sehen wollen, übersehen wir etwas anderes. Wir beherrschen die Sinne, indem wir unsere Aufmerksamkeit von ihnen abziehen. Das geht auch aus den Yogasutras hervor:

"Wenn die Sinne sich nicht mit ihren Objekten identifizieren, sondern die Natur des Geistes imitieren: das ist Pratyahara."

Anders oder genauer gesagt ist es Mano-Pratyahara, denn wir ziehen die Sinne von ihren Objekten zurück und richten sie nach innen auf die Natur des Geistes, nämlich die Formlosigkeit. Der Geist gleicht der Bienenkönigin, die Sinne sind die Arbeitsbienen. Alle Bienen folgen der Königin. Beim Mano-Pratyahara geht es also weniger darum, die Sinne zu beherrschen, als darum, den Geist zu beherrschen; denn wenn wir den Geist beherrschen, haben wir auch die Sinne im Griff. Wir können Mano-Pratyahara praktizieren, indem wir unsere Aufmerksamkeit bewusst von ungesunden Eindrücken abwenden. Dies ist die höchste Form des Pratyahara und zugleich die schwierigste. Wenn es uns nicht gelingt, die Sinnes- und Bewegungsorgane und die Pranas zu beherrschen, ist ein Erfolg unwahrscheinlich. Prana und die Sinne sind wie wilde Tiere: Sie überwältigen einen schwachen Geist. Darum ist es besser, mit praktischen Methoden des Pratyahara anzufangen.

Pratyahara hängt mit allen Gliedern des Yoga zusammen, und alle anderen Glieder – von den Asanas bis zum Samadhi – sind darin enthalten.

<u>Pratyahara in Bezug auf die anderen Glieder des Yoga:</u> Die Asanas im Sitzen helfen uns beispielsweise, die Sinnes- und Bewegungsorgane zu beherrschen. Pranayama enthält ein Element des Pratyahara, weil

wir die Aufmerksamkeit durch die Atmung nach innen lenken. Yama und Niyama helfen uns durch Gewaltlosigkeit und Zufriedenheit, die Sinne zu zügeln. Pratyahara ist also das Fundament für die höheren Stufen des Yoga und die beste Grundlage für die Meditation. Es folgt dem Pranayama und holt das Prana aus der körperlichen in die geistige Sphäre. Pratyahara ist auch mit Dharana, dem nächsten Glied, verbunden. Beim Pratyahara ziehen wir die Aufmerksamkeit von profanen Dingen ab; beim Dharana konzentrieren wir uns bewusst auf ein bestimmtes Objekt, zum Beispiel auf ein Mantra. Pratyahara ist der negative, Dharana der positive Aspekt der gleichen Übung. Viele Menschen haben selbst nach jahrelanger Meditation noch nicht erreicht, was sie erwartet haben. Der Versuch, ohne Pratyahara zu meditieren, gleicht dem Versuch, mit einem löchrigen Krug Wasser zu schöpfen. Einerlei, wie viel wir schöpfen, es fließt sofort wieder heraus. Die Sinne sind die Löcher im Krug des Geistes. Werden sie nicht verschlossen, kann der Geist den Nektar der Wahrheit nicht festhalten. Wer Sinnesfreuden genießt und zwischendurch meditiert, muss zuerst einmal Pratyahara üben. Dies bietet uns viele Methoden an, die den Geist auf die Meditation vorbereiten. Es hilft uns zudem, Störungen zu vermeiden, die uns seelische Schmerzen bereiten. Insofern ist es ein hervorragendes Mittel, um das Leben selbst in die Hand zu nehmen und Kontakt mit dem inneren Selbst herzustellen. Deshalb nennen einige große Yogis Pratyahara "das wichtigste Glied des Yoga". Wir alle sollten es in unser

Übungsprogramm aufnehmen. Aus diesem Grund gibt es jetzt gleich eine Übung dazu:

Achtsames genießen - Eine Erfahrung für die Sinne!

Nimm eine Rosine in Deine Hand und schließe die Augen. Spüre die Rosine, die Beschaffenheit der Oberfläche, die Größe, die Struktur des Ganzen.

Kannst Du auch ihre Temperatur wahrnehmen?
Dann rieche daran. Was nimmst Du wahr?

Als nächstes stecke sie Dir in den Mund und schiebe sie mit der Zunge einige Male hin- und her, bevor Du sie so langsam und genüsslich wie möglich zerkaust. Wie empfindest Du das Geschmackserlebnis?

Zum Vergleich kannst Du eine zweite Rosine in den Mund stecken und einfach essen. Gibt es einen Unterschied?

    Vielleicht gibt Dir diese kleine Übung den Impuls, Deine Mahlzeiten zukünftig generell achtsamer zu genießen. Ab und zu die Augen zu schließen und mit Deinen anderen Sinnen wahrnehmen, was Du zu Dir nimmst? Denn auch Du hast sicher schon einmal gehört: *„Der Mensch ist, was er isst.!"*

Oft wird bei Erläuterungen zu Prathyahara auch die Empfehlung gegeben, alle Sinne aus dem Körper abzuziehen, den "Tod" zu erspüren. Ich habe hier bewusst darauf verzichtet, möchte lieber eine heitere Geschichte zu diesem Thema anführen:

Wenn der Tod kommt...

Der alte Meister war schwer erkrankt. Er musste das Bett hüten und seine Schüler machten sich große Sorgen, dass er bald sterben würde. Mit gramvollen und totenbleichen Gesichtern standen sie um sein Bett herum. Doch der Meister war bester Laune und hoch vergnügt. Da fragte ihn einer der Schüler: "Herr, wie schaffst du es, im Angesicht des Todes so gelassen zu sein?" Der Meister lächelte breit. "Das kann ich Euch sagen: Wenn der Tod hier wirklich vorbei kommen sollte, dann liegen die Chancen sehr gut, dass er versehentlich einen von euch statt mich mitnimmt - so wie Ihr aus der Wäsche schaut!" (unbekannte Herkunft)

ॐ

Dies war nun eine sehr umfangreiche Ausführung zu Pratyahara. Dies war mir jedoch wichtig, um die besten Grundlagen zu schaffen für das nun folgende Glied:

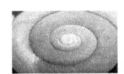

Dharana – die Konzentration

Dharana ist die Fähigkeit, unseren Geist auf einen Gegenstand auszurichten.(Sutra 3.1.)

Dharana (Sanskrit, von dhri, unterstützen, tragen, halten) bedeutet Konzentration und ist die sechste Stufe von Patanjalis achtgliedrigem Pfad. Der Übende richtet dabei seine Aufmerksamkeit auf einen Punkt im Körper, ein Mantra oder etwas Transzendentales wie die Leere, einen Gott oder einen seiner Aspekte. Steht am Anfang die Fokussierung auf ein bestimmtes Objekt (Subjekt-Objekt-Spaltung) im Vordergrund, so soll durch intensives Üben das reflektierende Denken zeitweise ausgeschaltet und so eine Ganzheitserfahrung möglich werden. Im Gegensatz zum siebten Glied, Dhyana (Meditation), ist Dharana mit willentlicher Anstrengung verbunden - bewusster Konzentration. **Dharana, Dhyana und Samadhi** werden von Patanjali auch als der innere Kern des Yoga (Vers IIIB, 7) oder als Samyama („Sammlung") bezeichnet. Es geht hier um die beständige Ausrichtung des Geistes auf einen bestimmten Gegenstand um die Konzen-tration; Dharana stellt die sechste Stufe dar, wo der Geist durch die Fokussierung auf ein Objekt zur Einpünktigkeit (ekagrata) gebracht und so auf die Meditation (Dhyana) vorbereitet wird. Für mich ist diese Konzentration mit Achtsamkeit gleichzusetzen. Oder besser: ich ersetze das Wort gerne durch „Achtsamkeit".

Einmal kam ein Mann zum Meister. Er bat ihn darum, ihm einige Weisheiten aufs Papier zu schreiben, damit er sie mitnehmen und immer wieder darauf schauen könnte. Der Meister nahm einen Pinsel zur Hand und schrieb nur ein einziges Wort auf: "Achtsamkeit". Der Mann schaute enttäuscht. "Das kann doch nicht alles sein, oder? Bitte schreib noch etwas dazu." Wieder griff der Meister zum Pinsel und schrieb "Achtsamkeit. Achtsamkeit." "Vergebt mir, aber das scheint mir weder sehr weise noch tiefsinnig zu sein." sagte der Mann. Daraufhin schrieb der Meister: "Achtsamkeit, Achtsamkeit, Achtsamkeit". Der Mann fühlte sich vom Meister veralbert und wurde wütend. "Was soll den Achtsamkeit überhaupt bedeuten?" rief er. Da sagte der Meister: "Achtsamkeit heißt Achtsamkeit."
(Aus Asien)

Hierbei empfinde ich die Achtsamkeit der Gedanken als besonders wichtig. Oft ist es nur die Art, wie wir etwas betrachten, die für Unglück sorgt. In dem zweiten Teil des Buches möchte ich noch einmal darauf eingehen. Jetzt erst einmal wieder eine lustige Geschichte mit dem Titel: „So ein Unglück!"

Es war einmal ein Mann, der als einziger ein Schiffsunglück überlebte. Er wurde von den Wellen an den Strand einer einsamen und unbewohnten Insel gespült. Immer wieder hielt er Ausschau nach einem Schiff am Horizont. Da aber kein Schiff auftauchte, baute er für sich und seine wenigen Habseligkeiten eine kleine Hütte aus Holz. Er fand an den Bäumen und Sträuchern essbare Früchte und eine kleine Quelle in der Nähe, aus der er frisches Wasser bekam. Eines Tages kam er von einer seiner Rundwanderungen um die Insel zurück und sah schon von weitem, dass seine Hütte in Flammen stand. Nun hatte er alles verloren. Vollkommen am Boden zerstört, gab er sich seiner Verzweiflung und seinem Ärger hin. Doch nach kurzer Zeit hörte er ein Geräusch. Es klang wie ein Motor. Er hob den Kopf, wischte sich die Tränen aus den Augen und schaute sich um. Da kam ein Boot zur Insel! Der Mann sprang am Strand auf und ab und winkte. Und wirklich - das Boot kam tatsächlich direkt auf ihn zu. Voller Freude begrüßte er die Männer: "Woher wusstet Ihr nur, dass ich hier bin?" "Wir haben Ihr Rauchsignal gesehen", antwortete einer seiner Retter.

ଓଡ଼ୋ

ACHTSAMKEIT
Achte auf Deine Gedanken –
sie werden zu Worten.
Achte auf Deine Worte –
sie werden zu Handlungen.
Achte auf Deine Handlungen –
sie werden zu Gewohnheiten.
Achte auf Deine Gewohnheiten –
sie prägen Deinen Charakter.
Achte auf Deinen Charakter –
er wird Dein Schicksal.
(aus dem Talmud)

Es folgt nun ein Auszug aus dem Buch „Samadhi Yoga" von Swami Sivananda zum besseren Verständnis, was Dharana bedeutet. (Das Buch ist im Jahre 2000 im Verlag Divine Life of Society erschienen und nach meinem Wissen bisher nur in englischer Sprache erhältlich.)

… Wenn Du mit tiefem Interesse in ein Buch versunken bist, hörst Du nicht, wenn einer schreit und dich beim Namen ruft. Du siehst einen nicht, der vor dir steht. Du riechst den süßen Duft der Blumen nicht, die neben dir auf dem Tisch stehen. Das genau ist Dharana oder mit dem Geist „Bei-einem-Punkt-Sein". Der Geist ist fest auf eine einzige Sache ausgerichtet. Du brauchst solche tiefes Dharana, wenn Du an Gott oder an Atman denkst. Es ist leicht, den Geist auf einen weltlichen Gegenstand zu konzentrieren, da der Geist sich ganz natürlich aus Gewohnheit dafür interessiert. Die Bahnen sind im Gehirn schon gezogen. Du musst den Geist täglich durch Dharana trainieren, indem Du ihn immer und immer wieder auf dein inneres Bild Gottes, oder dein inneres Selbst ausrichtest. Dann wird der Geist sich nicht mehr auf äußerliche Dinge hinbewegen, da er in der Konzentrationsübung riesige Freude erfährt. …

Versuche, immer frohgemut und friedvoll zu sein. Nur dann erreichst du geistiges Dharana. Maitri (Freundschaft) mit seinesgleichen, Karuna (Mitgefühl) gegenüber Untergeordneten oder Bedürftigen, Mudita (Wohlgefälligkeit) gegenüber Vorgesetzten oder tugendhaften Menschen und Upeksha

(Gleichgültigkeit) gegenüber Sündern oder boshaften Menschen, wird Chitta Prasada (Frohsinn oder Gelassenheit) hervorbringen und Hass, Eifersucht und Abneigung (Ghrina) zerstören. Dharana nimmt zu, wenn man die Zahl der Gedanken verringert. Das ist ganz sicher eine anstrengende Arbeit, die Gedankenzahl zu verringern. Zu Anfang wird es Dich sehr beanspruchen. Es wird eine unangenehme Aufgabe sein. Doch später wirst Du dich freuen, weil Du große geistige Kraft und inneren Frieden durch die Verringerung der Gedanken erlangst. Wenn Du dich mit Geduld, Ausdauer, Wachsamkeit, glühendem Entschluss und eisernem Willen bewaffnest, kannst Du die Gedanken leicht zerquetschen, so wie Du eine Zitrone oder eine Orange mit Leichtigkeit ausdrücken kannst. Hast Du sie einmal zerquetscht, wird es Dir leicht fallen, sie an der Wurzel auszureißen. Bloßes Beiseiteschieben oder Unterdrücken wird nicht genügen. Die Gedanken können dann wieder auferstehen. Man muss sie völlig ausreißen, so wie man einen lockeren Zahn zieht...

...) Reduziere deine Betätigungen. Du wirst so mehr Dharana und ein reicheres Innenlebenbekommen. Wenn es Dir schwerfällt, deinen Geist in einem Zimmer konzentriert zu halten, geh nach draußen, setze dich unter den freien Himmel, auf eine Terrasse, an ein Flussufer, oder in eine stille Gartenecke. Du wirst dich dann gut konzentrieren können...

ങ൞

Dharana nennt man also die Konzentration in der Meditation. Oder auch die Konzentration, die zur Meditation führt. Dharana ist somit gleichzeitig auch eine Meditationstechnik. Es können kleine Konzentrationsübungen im Alltag sein, die Du zwischendurch einbauen kannst. In dem Du einfach mehr Achtsamkeit in Dein Leben bringst. Bleibe im Gespräch mit anderen bewusst, nimm Dich und Deine Gefühle wahr, höre genau hin.

Somit gehört zu Dharana unbedingt auch die Fähigkeit und das Bemühen, im Alltag konzentriert und achtsam zu sein.

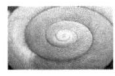

Wenn wir dies verinnerlicht haben, steht der nächste Schritt an, Dhyana – die Mediation.

Dhyana, die Meditation

*Im Zustand von Dhyana sind alle Aktivitäten unseres Geistes in einem ununterbrochenen Fluss nur auf dieses eine Objekt hin ausgerichtet.
(Sutra 3.2.)*

Definition laut Yogawiki (www.yogawiki.de):
„Dhyana Sanskrit, dhyāna, Meditation; bezeichnet in der indischen Yoga-Philosophie die höheren Bewusstseinszustände der Meditation oder der Versenkung. Dhyana lässt sich als ein Erfahrungsakt der reinen Beobachtung beschreiben, bei der das menschliche Ego und seine Gedanken keine Rolle mehr spielen; der Zustand der Zeitlosigkeit und der kosmischen Verbundenheit wird erfahrbar."

Zur Ergänzung stelle ich die Bedeutung laut Wikipedia, dem Internetlexikon dazu:

Meditation (von lateinisch meditatio, zu meditari „nachdenken, nachsinnen, überlegen"), ist eine in vielen Religionen und Kulturen ausgeübte spirituelle Praxis. Durch Achtsamkeits oder Konzentrations-übungen soll sich der Geist beruhigen und sammeln. In östlichen Kulturen gilt sie als eine grundlegende und zentrale bewusstseinserweiternde Übung. Die angestrebten Bewusstseinszustände werden, je nach Tradition, unterschiedlich und oft mit Begriffen wie Stille, Leere, Panorama-Bewusstheit, Einssein, im Hier und Jetzt sein oder frei von Gedanken sein beschrieben. Dadurch werde die Subjekt-Objekt-Spaltung (Begriff von Karl Jaspers) überwunden.

Die Meditation wird auch als "das Herz des Yoga" betrachtet. Nach meiner Ansicht kommt hier auch die größte Nähe zum Jakobsweg auf. Auf ihrem Weg halten die Pilger inne, führen Zwiesprache mit sich selbst, „versenken" sich ganz auf ihr Ziel. Dadurch wird der Weg zur Meditation und dieser führt folglich zur Selbsterkenntnis.

Der Geist als unsere „Software"

Um zu veranschaulichen, wie unser Geist in Zusammenhang mit unserem Körper steht, verwenden wir nun eine Theorie aus dem Buddhismus, welche Körper und Geist mit einem Computer vergleicht. Der Körper ist dabei unsere Hardware, der Geist die Software. Der Geist wird oft als nicht-körperliches Phänomen definiert; wahrnehmend, denkend, bemerkend und die Umwelt erlebend und auf sie reagierend. Software muss zwar auf einem Computer registriert werden, enthält aber an sich schon sehr viele wichtige Eigenschaften. Ohne die Software (den Geist) ist die Hardware (der Körper) nutzlos. Die Hardware (der Körper) ist prinzipiell sehr wichtig in Bezug darauf, was der Computer alles kann; wie schnell er ist, welche Programme darauf laufen und wie der Computer mit der Welt interagieren kann. Wie gut jedoch die Hardware auch immer sein mag, sie kann letztendlich nur umsetzen, was die Software weiß.

Die Software benutzt die „Sinne" der Hardware, um „Input" zu erhalten; so wie auch der Geist die Sinne dazu benötigt, die Welt zu erleben. Dies führt zu einer sehr wichtigen Beobachtung: Es ist leicht zu bemerken, dass ein Computer nicht „objektiv" mit der Welt umgeht. Es hängt davon ab, welche Videokamera, welches Mikrophon und welches Modem man an den Computer anschließt, daran wird sich der „Input" orientieren. Genauso wenig können unsere körperlichen Sinne objektiv sein: die Ohren der Menschen sind verschieden, die Augen der Menschen sind verschieden,... genau wie es nicht die eine Wahrheit gibt, so sehen zwei Menschen bei der Beobachtung des gleichen Geschehens doch ganz unterschiedliche Dinge. Somit kann niemand wirklich objektiv sein. Darüber und darunter liegt die Software; je fortgeschrittener entwickelt die Software ist, desto intelligenter werden wir mit der Welt umgehen und feststellen können, was das Richtige zu tun ist. So fortgeschritten und entwickelt unser Geist ist, desto weiser und intelligenter werden wir sein. Wir werden nicht mit starken körperlichen Problemen konfrontiert. So wie die Software bestimmt, was die Hardware tut, so ist der Geist der Meister des Körpers – innerhalb der natürlichen Grenzen des Körpers.

Es gibt natürlich auch Grenzen bei der Entwicklung der Hardware; so werden beispielsweise die Speichermöglichkeiten für elektronisch verfügbare Informationen auf Chips immer größer, aber es gibt trotzdem Grenzen, die die Entwickler mit einberechnen müssen. Bei der Software scheinen die Grenzen viel weniger klar zu sein. Niemand kann sagen, wo die Entwicklung von Computern enden wird. Im Buddhismus wird gelehrt, dass es keine klar definierten Grenzen für die Entwicklung unseres Geistes gibt. Allwissenheit ist möglich. In diesem Stadium lösen sich alle unsere üblichen Ideen und Konzepte auf; sie sind nicht länger begrenzt und nicht-objektiv. Yoga ermutigt uns genauso wie auch der Buddhismus, den Geist in ein anderer Zustand zu transferieren, der es uns ermöglicht, über Grenzen, Leiden und unsere üblichen Probleme hinaus zu gehen. Die Methode, mit der wir unseren Geist entwickeln können, ist ein Zusammenspiel von Studium und Meditation. Deshalb müssen wir zuerst verstehen, wie unser Geist wirklich funktioniert, um dann das „Neuprogrammieren" in der Meditation durchführen zu können.

Unser Geist springt oft chaotisch durch die Gegend, wechselt ständig das Thema und löst mit seiner Unruhe eine Vielzahl von Gefühlen aus. In Indien wird er aus diesem Grund auch gerne mit einer Horde ungezähmter Affen verglichen. Meditation kann uns helfen, unsere Aufmerksamkeit zu fokussieren und den Geist zur Ruhe zu bringen, unsere „Affen" zu zähmen. Oder wie eben beschrieben, eine Neuorientierung der Software zu ermöglichen. Meditierende sind laut Studien, nicht nur gelassener und konzentrierter als der Durchschnittsbürger, sie haben auch ein anderes Gehirn. Eine Achtsamkeitsmeditation führt zum

Beispiel dazu, dass die Hirnregionen wachsen, die für Selbstwahrnehmung und Mitgefühl zuständig sind. Das bedeutet, dass es dadurch leichter wird, ein liebevolles und wachsames Auge auf uns selbst und andere zu richten. Gleichzeitig hemmt Meditation diejenigen Hirnbereiche, die bei Stress aktiviert werden und für Angst und psychische Beschwerden zuständig sind. Stresszentren sind also heruntergefahren, wir fühlen uns ausgeglichener und machen uns weniger Sorgen. Durch die entstehende Entspannung lässt sich das Gehirn besser trainieren. Somit ist **Meditation die entscheidenen Basis für Veränderungen.**

༄༅

Leere Tasse

Eines Tages kam eine Schülerin zum Meister. Sie hatte schon so viel von dem weisen Mann gehört, dass sie unbedingt bei ihm studieren wollte. Sie hatte alle Angelegenheiten geregelt, ihr Bündel geschnürt und war den Berg hinauf gekommen, was sie zwei Tage Fußmarsch gekostet hatte. Als die junge Frau beim Meister ankam, saß der im Lotussitz auf dem Boden und trank Tee. Sie begrüßte ihn überschwänglich und erzählte ihm, was sie schon alles gelernt hatte. Dann bat sie ihn, bei ihm weiterlernen zu dürfen. Der Meister lächelte freundlich und sagte: "Komm in einem Monat wieder." Von dieser Antwort verwirrt, ging die junge Frau zurück ins Tal. Sie rätselte mit Freunden und Bekannten darüber, warum der Meister sie wohl zurückgeschickt hatte. Einen Monat später, erklomm sie den Berg erneut und kam zum Meister, der wieder Tee trinkend am Boden saß. Diesmal erzählte die Schülerin von all den Hypothesen und Vermutungen, die sie und ihre Freunde darüber hatten, warum er sie wohl fortgeschickt hatte. Und wieder bat sie ihn, bei ihm lernen zu dürfen. Der Meister lächelte sie freundlich an und sagte: "Komm in einem Monat wieder." So erging es der jungen Frau noch einige Male, bis sich sich schließlich eines Tages erneut aufmachte, um zu dem Meister zu gehen. Als sie diesmal beim Meister ankam und ihn wieder Tee trinkend vorfand, setzte sie sich ihm gegenüber, lächelte und sagte nichts. Nach einer Weile ging der Meister in seine Behausung und kam mit einer Tasse zurück. Er schenkte ihr Tee ein und sagte dabei: "Jetzt kannst du hier bleiben, damit ich dich lehren kann. In ein volles Gefäß kann ich nichts füllen." (Aus Asien)

ᚼᛞ

Wenn du Meditation lernst, dann wirst Du Dich selbst auch immer besser kennen lernen und Dich viel besser annehmen können. Deine Gedanken werden klarer, Du kannst Dich besser auf Dinge in Deinem Leben ausrichten und der Sturm des Lebens wirbelt Dich nicht mehr so durcheinander. Du bist im Fluss und hörst die Stimme Deines Herzens. Das Chaos im Kopf beruhigt sich. Du kannst Deine Gedanken ganz entspannt einfach nur beobachten, weil Du auf nichts mehr, was in deinem Kopf los ist reagieren musst.

Deine Konzentrationsfähigkeit erhöht sich und Dein Leben findet im „Hier und Jetzt" statt.

Du lebst ganz aus dem Moment heraus. Dein Selbstwertgefühl wird gestärkt, Du kommst immer besser mit Dir selbst und Deinem Umfeld zurecht und der Kontakt mit anderen Menschen wird sich sehr verändern.

Durch das regelmäßige Meditieren wird sich auch deutlich Deine Schwingung erhöhen, welche Dir einen besseren Zugang zu Deinem höheren Selbst ermöglicht. Dein Leben wird spielerisch und leichter, und Du findest zurück zum Kern, zu Deiner wahren Natur!

Sich selbst zu erkennen ist nicht nur die schwierigste Sache der Welt, sondern auch die unbequemste.
George Bernard Shaw

Alles, was man unter Meditation versteht, sind zusammen gefasst gesagt verschiedene Formen der Konzentration und Besinnung. Sie haben dabei als Ziel, das Denken zur Ruhe kommen zu lassen. Von da an unterscheiden sich die Techniken aber in ihrer Zielsetzung. Nicht nur im Yoga, sondern auch in vielen anderen Kulturen wird Meditation als spirituelle Praxis verwendet. Als ein Mittel zur systematischen Innenschau und für die Erlangung von Erkenntnissen oder auch spirituellen Einsichten. In unserem Kulturkreis wird Meditation inzwischen auch unabhängig von einem religiösen oder spirituellen Kontext genutzt. Zum Beispiel zu medizinischen Zwecken bei der Behandlung von Krankheiten oder im Rahmen der Psychotherapie. Als Technik zur Entspannung und zur Stressbewältigung. Im Spitzensport als Mittel zur Leistungsverbesserung durch Konzentrationssteigerung. Die unterschiedlichen Meditationstechniken sollen uns dabei helfen, einen Bewusstseinszustand zu erreichen, in dem das gegenwärtige Erleben im Vordergrund steht. Ein Bewusstseinszustand, in dem das Alltagsbewusstsein mit all seinen Plänen, Ängsten und Erinnerungen in den Hintergrund rückt und dadurch tiefe Entspannung möglich wird. In den vergangen Kapiteln haben wir schon viele Übungen kennengelernt, die uns zum Zustand der Meditation (Gedankenlosigkeit) führen können. In diesem Kapitel geht es nun auch darum noch mehr nach Innen zu wandern und mehr über uns zu erfahren, um dann auf unserem weiteren Weg unsere nicht mehr dienlichen Verhaltensweisen und Glaubenssätze zu erkennen und wandeln zu können.

ಌ

Es braucht keine ideale Umgebung um zu meditieren, dies ist an jedem Ort möglich. Du kannst im Sitzen, Stehen oder Liegen meditieren, ganz so wie es Dir angenehm ist. Höre einfach auf Dein Gefühl, was für Dich das Beste ist. Es ist auch nicht nötig, völlige Stille im Kopf zu haben, lass die Gedanken die da sind einfach da sein. Setzte Dich oder lege Dich an einen Ort Deiner Wahl, mach es Dir so richtig gemütlich. Am besten machst Du noch das Telefon aus, damit Dich keiner stört. Trage Kleidung die Dir angenehm ist, damit du Dich rundum wohl fühlst. Für den Anfang reichen schon 5 Minuten, um ein Gefühl für die Meditation zu bekommen. Dazu kannst Du Dir auch gerne einen Wecker stellen, wenn es dir weiter hilft.

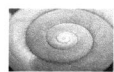

Wie lang sollte eine Meditation dauern?

Wenn Du **3 Minuten** täglich meditierst, wirkt es auf das Magnetfeld, den Kreislauf, und die Zusammensetzung des Bluts.

Wenn Du **11 Mininuten** meditierst, beeinflusst es das Nervensystem und die Drüsen.

Wenn Du **22 Minuten** meditierst, bringt es die drei Aspekte des Geistes (positiv/negativ/neutral) ins Gleichgewicht.

Wenn Du **31 Minuten** meditierst, wirken die Drüsen, der Atem und die Konzentration auf der Ebene der Zellen und der Körperrhythmen.

Wenn Du **62 Minuten** meditierst, wirkt es auf die graue Zellen des Neokortex im Gehirn. Dein unterbewusster „Schatten" wird integriert.

2,5 Stunden verändert die Psyche in ihrem Zusammenspiel mit der elektromagnetischen Umgebung, so dass das Unterbewusste durch den umgebenden universellen Geist unterstützt wird.

(Yogi Bhajan)

Nach allen diesen Überlgungen kommen wir nun zur Praxis:

Mediationsübungen

Schließe deine Augen und richte Deine Aufmerksamkeit mehr nach Innen, beginne also mit Prathyahara. Atme ein paar mal tief ein und aus, um erst einmal bei Dir anzukommen und um Dich zu entspannen. (Dies ist dharana) Dann gehe mit Deiner Aufmerksamkeit auf Deine Nasenspitze und beobachte Deinen Atem, wie er an der Nasenspitze ein und ausfließt, mehr gibt es jetzt nicht zu tun. Nur Deinen Atem zu beobachten.

Falls Gedanken in Dir aufkommen, lass sie einfach da sein. Selle Dir vor wie sie vorbei ziehen und geh mit Deinem Fokus zurück zu Deinem Atem. Es ist möglich dass Du immer wieder abschweifst und die Aufmerksamkeit auf Deine Gedanken bringst, aber sobald Du das bemerkst, gehst du einfach zu Deinem Atem zurück.

Bleibe ganz bei Deinem Atem. Deine Gedanken sind wie Wolken am Himmel, welche vorbeiziehen. Diese Gedanken dürfen kommen und gehen das ist ganz normal. Du schenkst Ihnen keine Beachtung.

Meditieren ist ganz einfach. Es gibt weiter nichts zu tun, das Einzige was zu tun ist, ist damit anzufangen und Dir Zeit zu nehmen.

ఌ౿

Lehre mich die Kunst der kleinen Schritte

Ich bitte um Kraft für das rechte Maß, dass ich nicht durch das Leben rutsche, sondern den Tagesablauf bewusst wahrnehme, auf Lichtblicke und Höhepunkte achte und Raum finde für Augenblicke der Stille. Lass mich erkennen, das Grübeln nicht weiter hilft, weder über die Vergangenheit noch über die Zukunft. Hilf mir, das Nächste so gut wie möglich zu tun und die jetzige Stunde als die wichtigste zu erkennen. Bewahre mich vor der Erwartung, es müsste im Leben alles glatt gehen. Schenke mir die Erkenntnis, dass Schwierigkeiten, Niederlagen, Misserfolge und sogenannte Rückschläge eine hilfreiche Zugabe sind, durch die wir wachsen und reifen.

Schicke mir im rechten Augenblick jemanden, der den Mut hat, mir die Wahrheit in Liebe zu sagen und lass mich deine Wahrheit aus meinem Innersten hören. Ich weiß, dass sich viele Probleme auch dadurch lösen können, dass ich nichts tue. Zeige mir, wo ich warten soll und gib mir die Geduld, und das Vertrauen dazu. Du weißt, wie sehr wir der Freundschaft bedürfen. Gib, dass ich diesem schönsten, schwierigsten und riskantesten und zartesten Geschäft des Lebens gewachsen bin.

Verleihe mir die nötige Wachsamkeit, in rechten Augenblick ein Päckchen Güte – mit oder ohne Worte – an der richtigen Stelle abzugeben.

Mach aus mir einen Menschen, der einem Schiff mit Tiefgang gleicht, um auch die zu erreichen, die "unten" sind. Bewahre mich vor Angst, ich könnte das Leben versäumen. Gib mir nicht, was ich mir wünsche, sondern was ich brauche.

Lehre mich die Kunst der kleinen Schritte

Antoine de Saint Exupery

Hier nun eine weitere Auswahl an Meditationsübungen. Mit der Zeit wirst Du Deine Lieblingsübung herausfinden. Auch die Übungen zur Achtsamkeit, Atemübungen,... dienen der inneren Einkehr, der Meditation. So kannst Du hier ebenfalls eine der vergangenen Übungen wieder aufnehmen, wenn sie Dir gut getan hat.

Eine Meditation zum Tagesbeginn

Versuche zu erkennen, über was Du nachdenkst, wenn Du aufwachst. Sei aufmerksam und beobachte wie der Geist und Dein Denken mit dem Aufwachen aktiv werden. Finde diesen Moment und halte dann inne. Lass vom Denken ab und konzentriere Dich darauf den Geräuschen zu lauschen, welche Dich umgeben. Denke noch nicht an das, was gleich Deine Aufgaben sein werden. Dafür ist noch genug Zeit.

Bleib lieber ganz still liegen und höre für einen Moment nur auf die Geräusche um Dich herum. Hör einfach nur zu. Halte inne.

Mit fortschreitender Übung wirst du Deine Gedanken immer länger zurückhalten können. Du wirst aufmerksamer für den Moment werden und gelassener in den Tag starten können.

Nimm Dir diese Zeit für DICH!

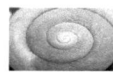

Meditation für die Sinne

Lies Dir folgenden Text durch und versuche ihn zu verstehen, darüber zu meditieren:

Du siehst durch Deine Augen hindurch. Nicht Deine Augen sehen. Du siehst durch sie hindurch.

Du hörst durch Deine Ohren. Nicht Deine Ohren hören. Du hörst durch sie hindurch.

Wenn Du jemanden berührst, dann benutzt Du Deine Hand. Aber hinter der Hand ist jemand verborgen - Du! Wenn Du Deine Hand auf jemanden legst und dabei gedanklich woanders bist, dann berührst Du den anderen nicht wirklich. In Deiner Berührung ist keine Energie. Eine leblose Hand liegt auf dem anderen. Sensible Menschen spüren das. Deshalb ist es wichtig immer ganz bei dem zu sein, was Du tust, ohne in Gedanken abzuschweifen.

Höre Musik und vergiss nicht die Bewusstheit die hinter dem Ohr die Musik hört – Du!

Schau auf etwas und werde Dir bewusst, dass etwas durch Deine Augen schaut - Du!

Verweile immer mehr in dem Erkennenden. Sieh nicht einfach nur mit Deinen Augen; schau durch sie hindurch. Höre nicht nur mit Deinen Ohren; Lausche was du durch deine Ohren hörst!

Übe immer wieder. Auch hier wirst Du spüren, wie etwas größeres durch Dich hindurchwirkt. Und wie Du dadurch ruhiger und gelassener wirst.

ఆఖం

Meditation: Dein Leben als Film

Betrachte ein paar Tage lang Deine Welt als einen Film. Stell dir vor, alle spielen nur eine Rolle, jeder der Anwesenden ist nur ein Schauspieler. Alle sind so gut wie sie es vermögen. Lerne dadurch nicht alles zu ernst zu nehmen. Wenn du unglücklich bist, ist dies ein Zeichen dafür, dass Du alles zu ernst nimmst. Glück dagegen entsteht, wenn Du in der Einstellung verwurzelt bist, dass die Welt ein Spiel ist. Und eine Einstellung die Dich glücklich macht, ist sicher die bessere Wahl. Nimm dies immer als Kriterium!

Bekannte Meditationen des Yoga:

Trataka:
Kerzen starren aus ca. 1-5 m Entfernung. Ca. 1-30 Minuten lang ausbauen: Erst auf die Kerze schauen, dann Augen schließen und das Nachbild beobachten. Das ganze ca. 1-5 Mal wiederholen. Dies reinigt die Augen und entwickelt die Sehkraft. Gleichzeitig beseitigt es Müdigkeit, entwickelt die Konzentration und öffnet das dritte Auge (Trikuti; Ajna Chakra)

Mantra-Meditation:
Diese wurde bereits bei dem Niyama „Selbsterkenntnis" angesprochen. Zur Erweiterung kommt hier noch einmal ein kleiner Exkurs:

Die Erde ist die Essenz aller Wesen
Das Wasser ist die Essenz der Erde
Die Pflanzen sind die Essenz des Wassers
Die Tiere sind die Essenz der Pflanzen
Der Mensch ist die Essenz der Tiere
Die Sprache ist die Essenz der Menschen
Die Erkenntnis des allumfassenden Seins ist
die Essenz der Sprache Urlaut und Klang sind
die Essenz der Erkenntnis des allumfassenden
Seins
AUM ist die Essenz von Urlaut und Klang
(Aus den Upanishaden)

Nach alter indischer Lehre war das ungeformte Universum in einem Tropfen (bindu) geborgen. Ein Punkt symbolisiert diesen Ursprung, und aus ihm erklingt das OM oder AUM, der Urton der Schöpfung und entfaltet Welten. Klang geht jeder Form voraus.

Da gleichzeitig nach vedischer Lehre es die dynamische weibliche Kraft (shakti) gewesen ist, durch die aus dem großen göttlichen, bewegungslosen Einen (brahman) der erste Klang in die Welt hinausströmte wird das Mantra deshalb auch der göttlichen Mutter zugeordnet.

Die moderne Physik arbeitet heute auf der Grundlage eines Weltbildes, das den Sehern der Veden und den auf sie folgenden östlichen Weisheitslehren recht gibt: Die Festigkeit der Materie ist eine Illusion und es wäre unklug, nur das sichtbare Stoffliche für die Wirklichkeit zu halten. Materie ist lediglich langsam schwingende „gefrorene" Energie. Alles ist letztlich geistiger Natur und allein durch Geist beeinflussbar. Anders ausgedrückt: Da Form aus Klang besteht, haben wir über Töne auch zu allem Zugang.

Die indischen Seher und Weisen des Altertums unterschieden zwischen mehreren Arten von Klang. Zunächst erkannten sie, dass es hörbare und unhörbare Klänge gibt. Wir wissen heute, dass das menschliche Ohr nur Schallwellen zwischen 16 und bis zu 20000 Hertz wahrnehmen kann. (Im Alter oft nur noch bis 5000 Hertz). Doch darüber und darunter existiert eine Fülle von Klangfrequenzen, die das menschliche Dasein ebenfalls berühren und den Kosmos erfüllen. Manche dieser Töne können in

Meditation oder Trance wahrgenommen werden. Der übersinnliche Klang wird im Sanskrit als „sphota" oder auch „shabda" bezeichnet. Er ist als höchster Klang Ausdruck des Göttlichen und der göttlichen Ordnung.

Nada wiederum ist ein Klang von hoher Frequenz, der normalerweise nicht gehört werden kann, aber für Meditierende vernehmbar wird. Dieser geistige, innere Klang Nada gilt als Urform des Mantras.

Unter dem Begriff „dhvanti" werden die Töne und Geräusche zusammengefasst, die wir alltäglich wahrnehmen. Doch auf jeder Stufe ist Klang ein Echo des Urlautes und jedes Mantra hat durch die Frequenz seines Klanges und die Energie, die der Rezitierende in seine Worte hinein gibt, eine Wirkung auf ihn und seine Umgebung.

Um die Lehre von der schöpferischen Macht der Gedanken und des Klanges an einem praktischen Beispiel „erfahrbar" zu machen, kann man das Anschauungsmaterial von **Masaru Emoto** (die Botschaft des Wassers) zu Hilfe nehmen. Der japanische Wissenschaftler wollte die unterschiedliche Beschaffenheit des Wassers und seine Fähigkeit, Informationen zu speichern untersuchen. Dazu hatte er Proben verschiedener Herkunft, unter anderem von Leitungs- und Regenwasser sowie von Quell und Teichwasser, tiefgefroren. Das Wasser befand sich dabei in natürlichem Zustand, oder man hatte es zuvor eine Zeitlang mit Musik beschallt, es mit

Wörtern oder mit Gebeten besprochen oder das Glasgefäß außen mit Schriftbanderolen versehen.

Die Kristalle dieser tiefgefrorenen Proben zeigten unter dem Mikroskop dann jeweils charakteristische Formen: je höher die Qualität des Wassers, desto ausgeprägter bildete es bei Minusgraden Kristalle in der typischen sechseckigen Grundform, wie wir sie von Schneeflocken kennen. Wasser, das zuvor mit harmonischen Melodien besungen worden war oder das man gesegnet hatte, zeigte besonders schöne, reich verästelte Kristallformen, Auf Gebete und Begriffe religiösen Inhalts hin bildeten sich sogar golden schimmernde Kristalle.

Verschmutztes Wasser hingegen hatte je nach dem Grad der Verunreinigung seine Fähigkeit, klare Kristallformen zu bilden verloren, ebenso Wasser, das mit disharmonischen Heavy-Metal-Klängen oder verbalen Beschimpfungen traktiert worden war – sicher ein deprimierender Anblick. Diese Experimente machen für jeden sichtbar, dass Klänge – die Schwingung der Musik, die Schwingung der gedachten, gesprochenen oder geschriebenen Wörter und Botschaften eine Wirkung haben.

Weitere Möglichkeiten:

Bildmeditation:
Setze Dich vor ein Bild Deiner Wahl und nimm es ganz in Dich auf. Für mich sind Landschaftsbilder besonders geeignet. Versuche jedes Detail

wahrzunehmen und zu erkennen, so dass irgendwann das Bild auch vor Deinem inneren Auge erscheint. Nimm die Farben in Dich auf. Spüre die Gefühle und Gedanken, die beim Betrachten in Dir aufsteigen und lasse sie dann weiterziehen. Praktiziere dies, wenn möglich mindestens fünf Minuten.

Mandalameditation:
Wie bei der Bildmeditation werden nun Mandalas, kreisförmige Gemälde oder Bilder betrachtet.

Achtsamkeitsmeditation:
Wie schon in einigen Kapiteln zuvor, ist die Achtsamkeit auch bei diesem Glied sehr wichtig.

.. Sie kann als Form der Aufmerksamkeit im Zusammenhang mit einem besonderen Wahrnehmungs- und Bewusstseinszustand verstanden werden, als spezielle Persönlichkeitseigenschaft sowie als Methode zur Verminderung von Leiden. Historisch betrachtet ist „Achtsamkeit" vor allem in der buddhistischen Lehre und Meditationspraxis zu finden. Im westlichen Kulturkreis ist das Üben von „Achtsamkeit" insbesondere durch den Einsatz im Rahmen verschiedener Psychotherapiemethoden bekannt geworden. (Quelle: www.wikipedia.org)

Achte gut auf diesen Tag, denn er ist das Leben - das Leben allen Lebens. In seinem kurzen Ablauf liegt alle Wirklichkeit und Wahrheit des Daseins, die Wonne des Wachsens, die Herrlichkeit der Kraft. Denn das Gestern ist nichts als ein Traum und das

Morgen nur eine Vision. Das Heute jedoch - recht gelebt - macht jedes Gestern zu einem Traum voller Glück und das Morgen zu einer Vision voller Hoffnung. Darum achte gut auf diesen Tag.
(aus dem Sanskrit)

Achtsamkeit ist, wie eben gelesen, eine wesentliche Richtung der Meditationspraxis – auch bekannt als Vipassana oder Einsichts-Meditation. In der Übung von Achtsamkeit macht man anfangs Gebrauch von einer einsgerichteten Aufmerksamkeit, um Ruhe und Beständigkeit zu kultivieren, doch anschließend geht man darüber hinaus, indem man die Objekte der Beobachtung erweitert, sowie ein Element des Erforschens einbringt.

Wenn Gedanken oder Gefühle entstehen, ignoriert man sie nicht, noch unterdrückt man sie, noch analysiert oder beurteilt man ihren Inhalt.

Stattdessen betrachtet man sie, absichtlich und so gut man kann, ohne sie zu bewerten, wie sie von Moment zu Moment als Ereignisse im Feld des Gewahrseins entstehen.

Ironischerweise führt diese umfassende Wahrnehmung der Gedanken, die im Geist entstehen und vergehen, dazu, dass man sich weniger in ihnen verstrickt. Der Beobachter erhält einen tieferen Einblick in seine Reaktionsweisen auf das Alltägliche und auf Schwierigkeiten.

Indem die Gedanken und Gefühle aus einem gewissen Abstand heraus betrachtet werden, kann klarer erkannt werden, was tatsächlich im Geist abläuft. Es wird gesehen, wie ein Gedanke nach dem anderen entsteht und vergeht. Man kann den Inhalt der Gedanken benennen, die Gefühle, die mit ihnen verbunden sind und dann auch die Reaktionen auf diese Gefühle.

Vielleicht wird man sich so der Absichten, Verhaftungen, Vorlieben, Abneigungen und Unstimmigkeiten bewusst, die sich in den eigenen Ideen verbergen. So können wir Einsichten gewinnen: was uns antreibt, wie wir die Welt sehen, was wir denken und wer wir sind – Einsichten in unsere Ängste und Wünsche.

Der Schlüssel der Achtsamkeitspraxis liegt nicht so sehr im Objekt unserer Aufmerksamkeit, sondern in der Qualität der Aufmerksamkeit, die wir jedem Moment entgegenbringen. Außerordentlich wichtig ist, dass die Aufmerksamkeit einem stillen Zusehen, oder besser einem neutralen Beobachten gleicht, das nicht bewertet oder die inneren Erfahrungen ständig kommentiert. Ein reines, urteilsfreies Wahrnehmen der Moment-zu-Moment-Erfahrung hilft uns zu sehen, was in unserem Geist geschieht, ohne dies zu verändern oder zu zensieren, ohne es verändern zu wollen oder uns in unaufhörlichem Denken zu verlieren. Erfahrungen so klar wie möglich zu sehen und annehmen. Dieses untersuchende, differenzierende Beobachten von allem, das in diesem Augenblick entsteht, ist das Merkmal von Achtsamkeit, und eben darin unterscheidet sie sich von den meisten anderen Meditationsformen.

Das Ziel von Achtsamkeit ist es, mehr gewahr zu sein, mehr mit dem Leben verbunden zu sein, mehr damit verbunden zu sein, was immer auch gerade in unserem Körper und Geist geschieht – mit dem, das ist, jetzt, im gegenwärtigen Augenblick. Sollten wir einen plagenden Gedanken oder ein Gefühl oder einen wahren körperlichen Schmerz empfinden, so widerstehen wir in jedem Moment der Versuchung, uns dieser unangenehmen Erfahrung zu entziehen.

Stattdessen versuchen wir, sie so klar wie möglich zu sehen und anzunehmen, eben weil sie bereits in diesem Augenblick gegenwärtig ist.

Annehmen heißt selbstverständlich nicht Passivität oder Resignation. Im Gegenteil, wenn wir den Moment voll und ganz so annehmen wie er ist, öffnen wir uns den Erfahrungen des Lebens umfassender und werden fähiger, jeder Situation, die sich präsentiert, angemessen zu begegnen.

Akzeptanz bietet einen Weg an, durch die Höhen und Tiefen des Lebens zu navigieren mit Würde, Humor und vielleicht mit einem Verständnis für die größeren Zusammenhänge; etwas, das für mich Weisheit bedeutet.

Folgendes Bild kann vielleicht Achtsamkeit veranschaulichen: Vergleichen wir den Geist mit der Oberfläche eines Sees oder Meeres. Auf ihr gibt es immer Wellen, manchmal große, manchmal kleine. Viele Leute denken, dass das Ziel der Meditation darin bestünde, die Wellen zu verhindern, so dass die Oberfläche flach, friedlich und ruhig wird. Doch dies ist eine irreführende Vorstellung. Viel besser wird der wahre Geist der Achtsamkeitspraxis von folgendem Bild illustriert, welches ich in einer Yoga-Fachzeitschrift gesehen habe: Es zeigt einen etwa siebzigjährigen Yogi, Swami Satchidananda, wie er, mit weißem Rauschebart und wehenden Roben, auf einem Surfbrett stehend in Hawaii auf einer Welle reitet. Die Überschrift lautete:

*„Du kannst die Wellen nicht stoppen,
aber Du kannst lernen, sie zu reiten."*

൏ൠ

Wie können wir Achtsamkeit praktizieren?

Achtsam sein bedeutet, innere und äußere Vorgänge mit ungeteilter, entspannter Aufmerksamkeit zu beobachten und "das ganze Bild" aufnehmen. Dabei basiert Achtsamkeit auf den folgenden vier Voraussetzungen:

• Über-Bewusstheit: Wir verlieren uns nicht in einer Tätigkeit, sondern sind uns bewusst, dass wir etwas Bestimmtes tun.

• Nicht abgelenkt sein: Unsere Wahrnehmung wird nicht beeinträchtigt durch Grübeleien, Zukunftssorgen, Gefühle oder andere Störungen.

• Neutralität: Wir beurteilen oder bewerten nicht das Wahrgenommene, auch wenn uns etwas bereits bekannt vorkommt und wir gerne auf Vorurteile oder Erfahrungen zurückgreifen möchten. Wir registrieren die Geschehnisse, ohne Gedanken oder Gefühle einzuklinken.

• Perspektivenwechsel: Wir sind uns bewusst, dass unsere Sichtweise falsch, beschränkt oder einengend sein kann, weil Dinge aus unterschiedlichen Perspektiven betrachtet werden können Achtsamkeit ist mehr als nur Konzentration: Konzentration heißt, sich auf einen Gedanken oder ein Objekt zu fokussieren, sie wird z.B. gebraucht beim Lösen von Rechenaufgaben. Achtsamkeit dagegen brauchen wir bei neuen oder kreativen Aufgaben, wenn wir uns also nicht auf Bekanntes beziehen können. Achtsam sind wir nicht, wenn wir mehrere Dinge gleichzeitig oder automatisiert erledigen, wenn eingeschliffene Gewohnheiten uns steuern oder wir Lösungswege nur aus einer Quelle beziehen. Die Möglichkeit von Veränderung wird dabei ausgeblendet.

CR&O

Was können wir tun, um Achtsamkeit zu lernen?
Achtsamkeit lässt sich am besten erreichen, wenn man von vornherein vermeidet, unachtsam zu sein.

Um Unachtsamkeit zu vermeiden, müssen wir uns klar machen, dass die Wahrheit jeder Information von ihrem Zusammenhang abhängt. Wenn wir also etwas wahrnehmen, sollte uns bewusst sein, dass es sich nie um eine absolute Tatsache oder „Wahrheit" handelt.

(Gerne erinnere ich Dich wieder an die Geschichte der fünf Weisen und ihre Beschreibung des Elefanten.)

"Unser wahres Zuhause ist der gegenwärtige Augenblick. Wenn wir wirklich im gegenwärtigen Augenblick leben, verschwinden unsere Sorgen und Nöte und wir entdecken das Leben mit all seinen Wundern." Thich Nhat Hanh

Achtsamkeit wird in zwei Weisen gelehrt, die beide notwendig sind, um sie in unser Leben zu integrieren. Die erste ist die formelle Meditation, in der spezifische Methoden angewendet werden, die uns dabei helfen, über eine ausgedehnte Zeitspanne hinweg wach und achtsam im Augenblick zu bleiben.

Der andere Bereich ist die formlose Praxis. In ihr geht es darum, uns einfach daran zu erinnern, während der alltäglichen Aktivitäten gegenwärtig zu sein und von Zeit zu Zeit „nachzuschauen", ob wir in der Tat achtsam sind. Letztendlich muss man sich Achtsamkeit am besten als eine Art des „Seins" vorstellen und weniger als eine Technik. Grundsätzlich ist es eine Frage, ob und in welchem Maße wir willens sind, wach bei der Entfaltung unseres Lebens dabei zu sein. Diese Form lässt sich am besten wieder mit folgender Geschichte aus dem Zen verdeutlichen:

Einst fragte ein Mann einen Zen-Meister: *"Wie übst Du Zen in Deinem täglichen Leben?"* Der Meister antwortete: *"Wenn ich hungrig bin, esse ich. Wenn ich satt bin, spüle ich meine Essschale. Wenn ich müde bin, schlafe ich."* Der Mann erwiderte: *"Das tut jeder. Übt also jeder Zen wie Du?"* Der Zenmeister erklärte: *"Nein, nicht in gleicher Weise."* Der Mann fragte: *"Warum nicht in gleicher Weise?"* Der Meister lächelte: *"Wenn andere essen, wagen sie nicht zu essen. Ihr Denken ist angefüllt mit unendlich vielen Überlegungen. Darum sage ich: nicht in gleicher Weise."*

Als Anker für die Achtsamkeit dient uns der Atem. Er führt uns immer wieder hin zum gegenwärtigen Moment. Auch viele der bereits vorgestellten Techniken dienen letztendlich dazu mehr Achtsamkeit in den Alltag zu bringen.

Achtsamkeit in der Yogapraxis:
Achtsamkeit benötigt Übung. Ich selbst verliere sie immer wieder in meinem oft aufreibenden Alltag. Früher habe ich dann begonnen mich in Selbstgesprächen zu „zerfleischen". Das half aber nicht viel, denn es entfernte mich nur noch weiter von mir selbst und meiner Achtsamkeit. Heute hole ich mich einfach wieder sanft zu meinem Atem und in

den jetzigen Augenblick zurück. Deshalb möchte ich Dich einladen, es mir gleichzutun und Dir schrittweise mehr Achtsamkeit in Deinem Leben anzueignen.

Genau genommen bedeutet Achtsamkeit, Augenblicke des täglichen Lebens bewusster wahrzunehmen. Präsent zu sein. Sie zu erlernen schult die eigene Aufmerksamkeit. Achtsamkeit regt zudem zum „Innehalten" an und erzeugt dadurch wieder mehr Klarheit. Dies führt zu innerer Ruhe, mehr Ausgeglichenheit und besserer Konzentration. Es entschleunigt das eigene Leben. Wie wir achtsam und präsent durchs Leben gehen lernen und welche Vorteile es uns bringt, zeigt uns auch folgende überliefert Fabel:

Die Eintagsfliege

An einem warmen Sommertag hatte die Eintagsfliege um die Krone eines alten Baumes getanzt, gelebt, geschwebt und sich glücklich gefühlt und als das kleine Geschöpf einen Augenblick in stiller Glückseligkeit auf den großen, frischen Blättern ausruhte, so sagte der Baum: „Arme Kleine! Nur ein Tag währt dein ganzes Leben! Wie kurz das ist! Wie traurig!"

„Traurig?" erwiderte dann stets die Eintagsfliege, „was meinst du damit? Alles ist so herrlich licht, so warm und schön, und ich selbst bin glücklich!" „Aber nur einen Tag, und dann ist alles vorbei!"

„Vorbei?" sagte die Eintagsfliege, „Was ist vorbei? Bist du auch vorbei?" „Nein, ich lebe vielleicht Tausende von deinen Tagen, und meine Tage sind ganze Jahreszeiten! Das ist etwas so Langes, dass du es gar nicht ausrechnen kannst!"

„Nein, denn ich verstehe dich nicht! Du bist Tausende von meinen Tagen, aber ich habe Tausende von Augenblicken, in denen ich froh und glücklich sein kann! Hört denn alle Herrlichkeit dieser Welt auf, wenn du einmal stirbst?"

„Nein", sagte der Baum, "die währt gewiss länger, unendlich viel länger, als ich denken kann!"

„Aber dann haben wir ja gleich viel, nur dass wir verschieden rechnen!" (Herkunft unbekannt)

Eine sehr schöne Fabel, welche uns bewusst macht, dass es bei der Zeit auch auf die eigene Sichtweise der Dinge ankommt. Sie ist etwas grenzenloses, unbeschreibbares. Oder wie schon Alber Einstein sagte: „relativ". Wir sollten also weniger in Zeiteinheiten rechnen sondern, gleich der Eintagsfliege lernen, „in Augenblicken" zu leben. Dies ist ein anderes Wort für „achtsam sein". Wie aber können wir dies erreichen?

Ganz besonders fasziniert mich hier die Möglichkeit Achtsamkeit in meiner täglichen Yogapraxis anzuwenden. Denn wenn nicht in diesem Augenblick, wann dann, sollte man präsent im Hier und Jetzt sein? Ich kombiniere dabei klassische Yoga-Asanas mit der weiter vorne im Text erwähnten buddhistischen Vipassana Meditation. Dies geschieht wie folgt: Atme ich ein, sage ich mir „ein", wenn ich ausatme sage ich mir „aus". In jedem Asana mache ich mir meinen Atem bewusst und werde so zu meinem inneren und äußeren Beobachter oder auch „Seher". Die Erfahrung die ich machte war, dass ich nicht nur präsenter sondern auch ruhiger dadurch wurde, da mein Atem dann viel langsamer fließt. Wenn Gedanken kommen, greife ich diese nicht auf, sondern lasse sie weiterziehen und kehre wieder zu meinem Atem zurück.

ଔଃ

Eine Übungsabfolge für Dich:
Komme in die Grundhaltung Tadasana, der aufrechte Stand. Sammle Dich. Nimm die Auflagefläche Deiner Füße wahr.

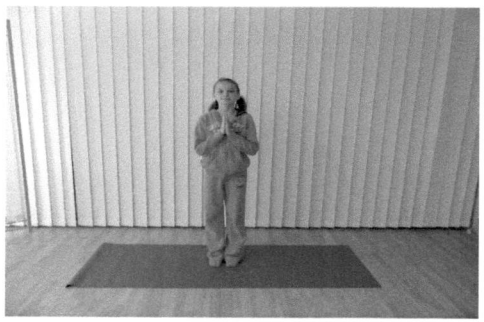

Atme ein und führe beide Arme nach oben. Mit der Ausatmung kommst Du in eine Vorbeuge und stellst die Hände neben den Füßen auf.

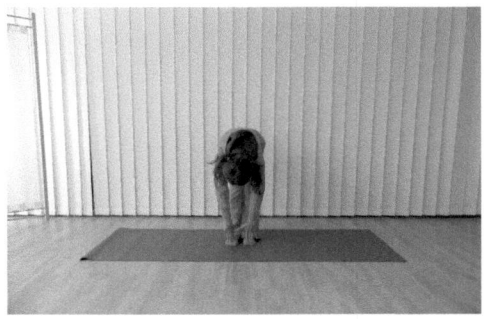

Führe das rechte Bein zurück, komme in die Startstellung. Stelle das linke Bein ebenfals auf den Boden, komme in den Vierfüßlerstand. Atme ein.

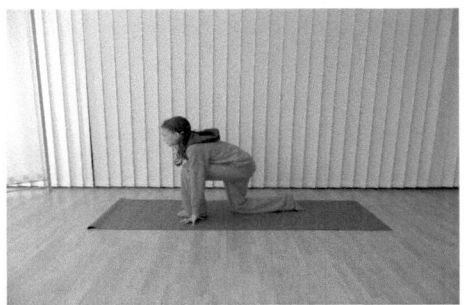

Beginne ausatmend den Rücken aufzurollen. Fahre einige Male so fort. Konzentriere Dich auf Deinen Atem, denke einatmend „ein" und ausatmend „aus".

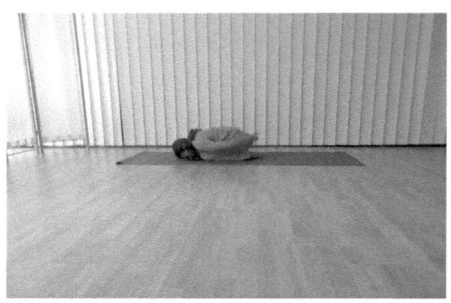

Setze Dich dann auf die Fersen, komme in Yoga-Mudra und spüre nach.

Wenn Du magst, kannst Du diese Übungsfolge auch einige Male hintereinander immer wieder aus dem Stand beginnen. Wichtig ist, dass Du Dir jederzeit Deiner Atmung gewahr bleibst. Immer wieder „ein" und „aus" denkst, oder sogar laut aussprichst! Diese Art des Übens kannst Du auf jede Übungsabfolge oder auch generell auf Deine gesamte Asana-Praxis anwenden. Du wirst sehen, dass Deine Art des Übens eine ganz andere Qualität bekommt!

ೞೞ

Urlaub in mir
Eine andere Möglichkeit zu meditieren ist der Einsatz von Fantasiereisen. Unser Objekt ist hierbei die Geschichte, auf der wir unsere Aufmerksamkeit lenken. Wie zu Beginn des Buches bei den Zielen beschrieben, hat jeder Mensch hat einen bevorzugten Wahrnehmungskanal. Man unterschei-

det zwischen auditiv (hören) - visuell (sehen) und kinestätisch (fühlen). Bei Entspannungsgeschichten, sollten deshalb so viele Kanäle wie möglich angesprochen werden, um jedem Menschen den richtigen "Kanal" zu bieten. Dies ist vergleichbar mit einem Radio. Ist der Sender nicht richtig eingestellt, hat man schlechten oder gar keinen Empfang.

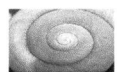

Hier nun ein Beispiel (Wenn es Dir möglich ist, lasse Dir diese Reise von Jemand vorlesen oder nimm sie auf): Zur Vorbereitung für alle Reisen richte Dich (wenn möglich) in Rückenlage gut ein, schließe die Augen und ziehe die Sinne von außen ab (Dharana). Nimm wahr, dass Du auf dem Boden liegst und spüre, wo Dein Körper Kontakt zur Unterlage hat und wo nicht. Spüre nach Innen.

- Was zeigt sich hier gerade?
- Wie fließt Dein Atem?
- Ruhig und gleichmäßig?
- Oder noch etwas rauh und schnell?

Lenke Dein Bewusstsein zu Deinem Atem und lasse Dich von ihm langsam immer tiefer in die Entspannung hineintragen...

Und dann stelle Dir folgendes vor:

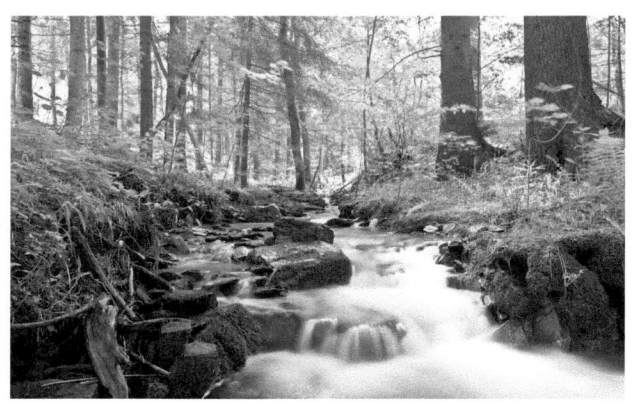

Am Bach

In Gedanken mache ich mich auf den Weg in den Wald. Ich weiß, dass ich dort meinen Platz finde, an dem ich Kraft tanken und Ruhe finden kann.

Auf dem Weg dorthin nehme ich alles ganz bewusst wahr. Der Himmel ist heute wolkenlos und strahlend blau. Die Natur ist erwacht. Alles blüht. Intensiv atme ich den süßen Blütenduft ein.

Bald schon komme ich an eine kleine Brücke. Hier auf ihr lasse ich mich nieder, mitten in der herrlichen Natur. Unter der Brücke fließt ein kleiner Bach, der leise plätschert. Er wird gesäumt von prachtvollen und großen Bäumen. Die Sonne blinzelt vereinzelt durch deren Blätter und wirft glitzernde Lichtreflexe auf das Wasser.

Um mich herum zwitschern die Vögel. Der wilde Bärlauch, der am Rande wächst, duftet würzig. Ich rieche seinen intensiven Geruch. Ein laues Lüftchen weht kühl und angenehm um meine Stirn. An meinem Körper spüre ich die warmen Sonnenstrahlen.

Ich betrachte den Bach, der Ruhe ausstrahlt. Das Wasser findet seinen Weg. Hindernisse werden sanft umspült. Mit Stärke, aber ganz ohne Gewalt. In ständigem Fluss. Kann ich dies als Sinnbild für mein Leben sehen? Annehmen was ist? Ohne etwas verändern zu wollen? Hindernisse anzunehmen und einen Weg zu finden, diese in mein Leben, meinen Fluss zu integrieren?

Ich spüre, wie ich immer ruhiger und gelassener werde, je länger ich hier sitze und den Bach betrachte. Fast scheint es, als würde der Bach mich einladen, seine Kraft anzunehmen. Ich genieße die Natur um mich herum so lange wie ich möchte und beginne dann zu meiner Zeit langsam den Rückweg. Ich weiß, ich kann jederzeit hierher zurückkommen und mir eine kleine Auszeit nehmen.

(Nach der Reise ist die so genannte Rückholung wichtig, die ich im folgenden beschreibe:) Langsam, ganz langsam, kehre wieder mit den Gedanken zurück hierher. Beginne Dich zu recken und zu strecken, zu gähnen um Deinen Kreislauf wieder vollständig zu aktivieren. Vielleicht magst Du Pumpbewegungen mit den Armen durchführen und mit den Beinen Fahrrad fahren. Dann drehe Dich auf Deine rechte Körperseite und verweile hier noch ein paar Minuten, bevor Du wieder voller innerer Ruhe in Deinen Alltag zurückkehrst.

ॐ

Wie Du siehst ist Meditation vielfältig und einfach erlernbar. Es ist wie ein Haus mit vielen Türen. Jede(r) kann seinen persönlichen Eingang finden. Neben den erwähnten gesundheitlichen Vorteilen st es in erster Linie auch eine Form von Psychohygiene. So, wie wir uns täglich waschen, kämmen, die Zähne putzen, sollten wir auch für unseren Geist eine Möglichkeit wahrnehmen diesen zu reinigen. Wie schon in einem früheren Kapitel erwähnt, fällt es mir persönlich sehr schwer, einfach NICHTS zu tun, die Gedankenstille zu erreichen. Mantras haben mir hier sehr geholfen, aber auch eine weitere nicht sehr oft angebotene Form der Meditation: Die „Meditation in Bewegung" hier kann ein so genanntes „Flow-Erlebnis entstehen, welches ich nun näher erklären möchte.

Flow
Der Begriff Flow stammt von Mihaly Csikszentmihalyi, der damit das Gefühl des völligen aufgehens in einer Tätigkeit beschreibt. Wenn wir im Flow sind, sind unser Fühlen, unser Wollen und unser Denken in diesen Augenblicken in Übereinstimmung. Während wir der Tätigkeit nachgehen, spielen für uns weder die Zeit, noch wir selbst eine Rolle und das Handeln geht mühelos vonstatten. Viele Tätigkeiten können Flow erzeugen. Bei einer genaueren Analyse fand Csikszentmihalyi folgende Bestandteile, die Flow

erzeugenden Aktivitäten gemeinsam sind (nicht alle Bestandteile müssen gleichzeitig vorhanden sein):

- Wir sind der Aktivität gewachsen, wir spüren eine Herausforderung, es braucht entsprechende Fähigkeiten, die Herausforderung und die Fähigkeit passen zusammen.

- Wir sind fähig, uns auf unser Tun zu konzentrieren. Wir konzentrieren uns vollständig, sind nicht abgelenkt, lassen uns nicht ablenken.

- Wir hinterfragen die Aktivität nicht. Gleichzeitig (oder auch: dadurch) sind die **Sorgen des Alltags aus dem Bewusstsein verdrängt**.

- Die Aktivität hat deutliche Ziele. Wir wissen, was wir tun müssen, um das Ziel zu erreichen.

- Die Aktivität hat unmittelbare Rückmeldung. Wir wissen oder erfahren, wann wir etwas richtig oder falsch gemacht haben. Wir haben das Gefühl von Kontrolle über unsere Aktivität. Dabei ist es nicht wichtig, ob wir tatsächlich die Kontrolle haben - unser Gefühl für die Kontrolle ist entscheidend.

Unsere Sorgen um uns selbst verschwinden. Die Bewusstheit von sich selbst geht verloren. Manchmal erlebt man die Ausweitung des Selbst über die Körpergrenzen hinweg. **Es ist keine Zeit zur Selbsterforschung – wir sind einfach.** Unser Gefühl für Zeitabläufe ist verändert Wir haben das Gefühl, dass die Zeit schneller vergeht. Diese Bestandteile gelten für alles im Leben: für die Arbeit, das Hobby, die Sportaktivitäten, unsere Partnerschaft oder den Freundeskreis. Für dauerhafte Zufriedenheit spielen Wachstum bzw. Weiterentwicklung eine wesentliche Rolle. Eine Mahlzeit mag hervorragend schmecken - wenn wir sie immer wieder essen, verliert sie ihren Reiz. Unsere Arbeit mag uns gefallen - wenn sie tagaus tagein immer gleich bleibt, wird sie langweilig. Unser Partner mag uns faszinieren - wenn wir uns nicht gemeinsam weiterentwickeln, kommt es wahrscheinlich zur Krise.

Wenn wir unsere Aufmerksamkeit mit etwas beschäftigen oder gleichsetzen, werden wir Glück empfinden, solange wir darin vertieft sind. Dieses Glücksgefühl kommt von unserem eigenen Selbst, wenn es auf etwas konzentriert ist, in dem wir aufgehen. Es ist seine eigene Widerspiegelung des Glücks, nicht etwa ein vorhandenes Glück in der Sache selbst, mit der es sich beschäftigt. Es ist so lange glücklich wie es ganz eins mit dieser Sache ist, von ihr in Anspruch genommen, mit ihr identifiziert.
(Kirpal Singh*)

ॐ

Wie Beate Cuson in ihrem Buch Flow Yoga - Meditation in Bewegung, so treffend beschreibt" kann dies wie folgt auf Yoga übertragen werden: „Parinamavada - alles ist im Wandel". Der kontinuierliche Strom der Veränderungen und vorübergehender Erscheinungen prägt unsere gesamte Existenz. Wir wissen nie, was im Leben geschehen wird. Yoga ist die Erkenntnis dieser unausweichlichen Tatsache. Indem wir lernen, durch unser Üben des Yoga zu fließen, lernen wir auch, uns mit Kraft, Vertrauen und Hingabe diesem Fluss des Wandels hinzugeben. So wie wir die Dinge heute sehen, haben wir sie vielleicht gestern nicht gesehen und empfunden. Unsere Situation, unsere Beziehung zu den Dingen haben sich verändert. Die Art, wie wir ein Asana gestern empfunden haben, wird nicht die Art sein, wie wir es heute empfinden, oder wie wir es in den kommenden Jahren unseres Lebens empfinden werden. Dies bedeutet: Wir befinden uns während des Übens in einem kontinuierlichen Strom der Veränderung. Atem, Bewegung, Körper, Geist, Oben und Unten, Innen und Außen sind verbunden. Wenn wir jeden Atemzug, jeden Übergang und jedes Asana bewusst wahrnehmen, kultivieren wir Präsenz, Gelassenheit und Offenheit und sind bereit für alles, was geschehen wird, ohne dabei etwas Bestimmtes zu erwarten. Dies ist Meditation in Bewegung.

☙❧

In den vorangegangen Kapiteln habe ich bereits mehrere Übungssequenzen vorgestellt, die in dieser

Form des Übens zur Meditation in Bewegung zu einem „Flow"-Erlebnis führen können. Ich selbst verwende dazu gerne ruhige Musik, um dieses Erlebnis noch zu verstärken und tiefer werden zu lassen. Zum Abschluss des Kapitels zehn Tipps, um das Beste aus Deiner Meditation zu machen:

- Meditiere regelmäßig – im Idealfall jeden Tag.

- Probiere verschiedene Techniken aus und wähle diejenige bei der Du Dich für eine gewisse Zeit wohl fühlst, so dass Du sie einige Wochen oder Monate praktizieren kannst.

- Schaffe Dir Deine persönliche Meditationsecke in der Du ungestört bist.

- Finde eine für Dich bequeme Sitzhaltung heraus - und sorge dafür, dass Deine Wirbelsäule dabei sanft aufgerichtest ist.

- Lege die Zeit fest, wie lange Du meditieren willst und bleibe dabei, selbst wenn Du rastlos oder gelangweilt sein solltest.

- Beginne Deine Meditation, indem Du Dir bewusst wirst, warum Du meditierst.

- Danach atme einige Male tief durch und entspanne Deinen Körper ganz bewusst mit jeder Ausatmung ein wenig mehr.

- Lasse alle Erwartungen darüber los, was Du beim Meditieren erreichen oder erfahren solltest und akzeptiere alles genau so, wie es sich zeigt.

- Bleibe geduldig, und gehe liebevoll mit Dir selbst um.

ଓଃ୦

Diese Kapitel war nun voller Anregungen und Vorschläge, die uns vor allem wieder ein Stück näher zu uns selbst geführt haben. Also lass uns weitergehen, auf diesem Weg nach Innen!

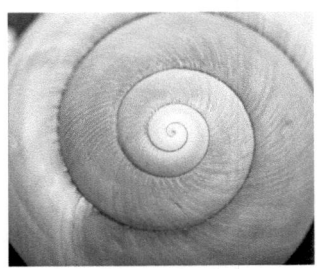

Das Ziel

Vom Nachahmen

Ein Meister erlangte eines Tages die Erleuchtung. Von da an entschied er, ein einfaches Leben zu führen, weil ihm ein solch einfaches Leben zusagte. Schüler eiferten ihm nach und versuchten, nach seinem Vorbild ebenfalls ein einfaches Leben zu führen. Der Meister lachte nur darüber: "Ihr Narren! Was nützt es, mein Verhalten nachzuahmen" sagte er, "ohne sich die Motivation zu Eigen zu machen, ohne die Idee, die dahinter steht?" Die Schüler schauten verwirrt. Da fügte der Meister hinzu: "Glaubt Ihr denn, dass eine Ziege ein Rabbi wird, nur weil sie wie er einen Bart trägt?"

☙❧

Auf dem Jakobsweg gilt Santiago de Compostela als Ziel. Viele sehen aber das eigentliche Ende erst am Kap Finisterre, 60km westlich der Stadt. Vergleichbar in diesem Buch endet der achtfache Pfad mit Samadhi - Erleuchtung oder besser Selbsterkenntnis.

Ich empfinde es so, dass die Reise hier erst richtig beginnt oder doch zumindest noch weitergehen kann. Vielleicht auch, dass wir nun schon weit gegangen sind, unser Ziel aber immer wieder neu angehen sollten? Es vor uns sehen, diesen Zustand aber erst durch die nun kommende "Feinarbeit" erreichen können? Unser eigenes Kap Finisterre? Wir sind Schritt für Schritt nach Innen gegangen und nun gilt es dieses Selbst zu erkunden. Es ist als stünden wir auf einem Berg und begännen ins Tal herabzublicken. Meine Lehrerin Anna Trökes fand bei Patanjali auch den Ausdruck *Sahaja*. Dies bedeutet: der natürliche Zustand, so wie wir als Baby zur Welt kommen. Zu diesem Zustand des "Einfach-Seins" zurückzukehren ist das das eigentliche Ziel des Yoga. Um uns dann in unserem „So Sein" anzunehmen und zu unserer eigenen Kraft zu finden. Den Zustand des Samadhi erreichen. Die Einung oder auch völlige Freiheit.

Gehindert werden wir jedoch vor allem durch unser Ego, das ICH.

Wer aber ist dieses "Ich"?

Teil II

Wer ist dieses "Ich"?

Der zweite, vielleicht sogar spannendere Teil der Reise beginnt, bei dem wir uns jedoch immer wieder an den bisher zurückgelegten Weg erinnern. Gerade dann, wenn Zweifel aufkommen nehmen wir die Beförderungsmittel aus dem ersten Teil um weiterzugehen – oder besser: weiterzukommen auf dem eigenen Weg. Kleine Schritte in der Entfaltung der eigenen Persönlichkeit zu gehen. Eine andere Möglichkeit ist es sich nun in diesem Teil des Buches die Aspekte herausgreifen, an denen man "arbeiten" möchte und so das weitere Stück des Weges auf eigene Art begeht.

Vielleicht aber auch, um bei sich selbst zu bleiben, im Alltag die eigene Mitte zu bewahren? Zur Einstimmung auf diesen Teil, mein Lieblingstext:

Als ich mich selbst zu lieben begann...

Als ich mich selbst zu lieben begann, habe ich verstanden, dass ich immer und bei jeder Gelegenheit zur richtigen Zeit am richtigen Ort bin und dass alles, was geschieht, richtig ist – von da an konnte ich ruhig sein. Heute weiß ich: Das nennt man VERTRAUEN.

Als ich mich selbst zu lieben begann, konnte ich erkennen, dass emotionaler Schmerz und Leid nur Warnungen für mich sind, gegen meine eigene Wahrheit zu leben. Heute weiß ich: Das nennt man AUTHENTISCH SEIN.

Als ich mich selbst zu lieben begann, habe ich aufgehört, mich nach einem anderen Leben zu sehnen und konnte sehen, dass alles um mich herum eine Aufforderung zum Wachsen war. Heute weiß ich, das nennt man REIFE.

Als ich mich selbst zu lieben begann, habe ich aufgehört, mich meiner freien Zeit zu berauben, und ich habe aufgehört, weiter grandiose Projekte für die Zukunft zu entwerfen. Heute mache ich nur das, was mir Spaß und Freude macht, was ich liebe und was mein Herz zum Lachen bringt, auf meine eigene Art und Weise und in meinem Tempo. Heute weiß ich, das nennt man EHRLICHKEIT.

Als ich mich selbst zu lieben begann, habe ich mich von allem befreit, was nicht gesund für mich war, von Speisen, Menschen, Dingen, Situationen und von Allem, das mich immer wieder hinunterzog, weg von mir selbst. Anfangs nannte ich das „Gesunden Egoismus", aber heute weiß ich, das ist SELBSTLIEBE.

Als ich mich selbst zu lieben begann, habe ich aufgehört, immer recht haben zu wollen, so habe ich mich weniger geirrt. Heute habe ich erkannt: Das nennt man DEMUT.

Als ich mich selbst zu lieben begann, habe ich mich geweigert, weiter in der Vergangenheit zu leben und mich um meine Zukunft zu sorgen. Jetzt lebe ich nur noch in diesem Augenblick, wo ALLES stattfindet, so lebe ich heute jeden Tag und nenne es BEWUSSTHEIT.

Als ich mich selbst zu lieben begann, da erkannte ich, dass mich mein Denken armselig und krank machen kann. Als ich jedoch meine Herzenskräfte anforderte, bekam der Verstand einen wichtigen Partner. Diese Verbindung nenne ich heute HERZENSWEISHEIT.

Wir brauchen uns nicht weiter vor Auseinandersetzungen, Konflikten und Problemen mit uns selbst und anderen fürchten, denn sogar Sterne knallen manchmal aufeinander und es entstehen neue Welten. Heute weiß ich: DAS IST DAS LEBEN!

> Charlie Chaplin an seinem 70. Geburtstag,
> 16. April 1959

Steter Tropfen höhlt den Stein. Geduld ist wichtig und oberstes Gebot. In den vergangen Kapiteln habe ich nun durch den achtgliedrigen Yogaweg Möglichkeiten gezeigt nach Innen zu gehen. Nun ist es wichtig dranzubleiben, die gewählten Lieblingsübungen herauszugreifen und sich täglich Zeit nehmen, diese durchzuführen um im Inneren zu bleiben.

Welche sind dies bei Dir?

Wenn wir dann ganz bei uns sind, können wir uns den für uns wichtigen Fragen zuwenden. Um mehr über uns selbst zu erfahren. Eine Art des Selbst-Coachings. Eine wichtige Frage hierzu ist:

Wer bin ich und warum bin ich hier?

Zuvor wieder einmal eine kleine Geschichte, um zu zeigen, dass meist nur die eigene Sichtweise auf die Dinge entscheidend ist und es sich immer lohnt „dranzubleiben":

Die Frösche im Milchtopf

Auf dem Bauernhof stand ein Eimer. Zwei Frösche kamen zufällig vorbei und waren neugierig, was darin sein könnte. Also sprangen sie mit einem großen Satz hinein Es stellte sich heraus, dass dies keine so gute Idee gewesen war, denn der Eimer war halb mit Milch gefüllt. Nun schwammen die Frösche in der Milch, konnten aber nicht mehr aus dem Eimer springen, da die Wände glatt und zu hoch waren. Der Tod schien ihnen sicher. Einer der beiden Frösche war deshalb auch sehr verzweifelt. "Wir müssen sterben", jammerte er "hier kommen wir nie wieder heraus." Und er hörte mit dem Schwimmen auf, da alles doch keinen Sinn mehr hatte. Der Frosch ertrank innerhalb kurzer Zeit in der Milch. Der andere Frosch jedoch sagte sich: "Es wird wohl schwierig, hier herauszukommen. Aber aufgeben will ich deshalb trotzdem nicht. Ich bin ein sehr guter Schwimmer! Ich schwimme, so lange ich kann." Und so stieß der Frosch kräftig mit seinen Hinterbeinen und schwamm im Eimer herum. Immer weiter. Er schwamm und schwamm und schwamm. Und wenn er müde wurde, munterte er sich selbst immer wieder auf. Tapfer schwamm er dann weiter. Und irgendwann spürte er an seinen Füßen eine feste Masse. Da war keine Milch mehr unter ihm, sondern fester Boden. Durch das Treten hatte er die Milch zu Butter geschlagen! Und so gelang es ihm aus dem Eimer in die Freiheit springen. (nach Aesop, nacherzählt)

ය්‍යෝ

Wenn wir das eigene „Ich" näher ergründen und erfahren wollen, weshalb wir hier sind, kehren wir noch einmal auf die zu Beginn des Buches gestellte Frage nach dem Ziel der Reise zurück und gehen weiter darauf ein:

Was sind Ziele?

Bevor wir unsere Ziele formulieren, soll kurz geklärt werden, was "Ziele" eigentlich sind. Ziele sind:

- Zukunftsvorstellungen, zu deren Realisierung ich etwas tun will

- Sie sind mein Wunsch, ich will die Ziele erreichen, die Ziele sind positiv formuliert

- herausfordernd

- Sie sind erreichbar, jedoch mit einer persönlichen Anstrengung verbunden

- von anderen beeinflusst (Die "Wichtigen anderen" beeinflussen bewusst oder unbewusst auch die Formulierung unserer Lebensziele.)

- selbst realisierbar (Ich bin nicht auf andere oder das Zufallsglück angewiesen)

- ein lebenslanger Prozess (Ziele werden nicht einmal festgeschrieben, sie ändern sich immer wieder aufgrund der Lebensumstände)

- wichtig für ein bewusstes Leben (Ziele motivieren uns, sie führen uns in kooperative und konstruktive Beziehungen)

Der Weg zu unseren Zielen gliedert sich in mehreren Schritten, wobei uns die im Buch genannten Hilfsmittel erneut förderlich sind:

1. Selbsterkenntnis durch die Meditation
2. Die Motivation welche dahintersteckt
3. Kreativität / Inspiration
4. Intuition
5. Flexibilität das Ziel zu ändern
6. Gelassenheit und Geduld um es zu erreichen

Was sind meine Ziele?

Fast jeder, der schon einmal versucht hat, sich über seine Ziele klar zu werden, stellt fest, wie schwer das fällt. Oft werden die Ziele zu allgemein(1) , zu speziell (2) oder zu kurzfristig (3) formuliert.

Beispiele dazu:
(1) glücklich sein, gesund bleiben, viel Geld verdienen
(2) Neues Auto
(3) Morgen Abend Essen gehen

Zudem liegen unseren Lebenszielen bestimmte Grundbedürfnisse zugrunde, auf die ich im ersten Schritt näher eingehen möchte. Denn erst wenn uns die Hintergründe unseres Handels bewusst werden, sind wir auch in der Lage, diese zu ändern. Oder anders ausgedrückt, wir machen deren Erfüllung nicht von außen abhängig, sondern lernen diese in uns selbst zu suchen. Manfred Max-Neef, ein chilenischer Ökonom mit deutscher Herkunft, entwickelte in den 1990er-Jahren ein Modell menschlicher Grundbedürfnisse. Seiner Meinung nach gibt es neun Bedürfnisse:

Überleben, Materielle Lebensgrundlage: **Lebenserhaltung** (Subsistence)
Bedürfnis nach: körperlich und geistig gesund sein; mit sich im Gleichgewicht sein; Nahrung, ein Dach über dem Kopf und Arbeit haben; sich fortpflanzen.

Ein passendes Lebensumfeld haben: **Schutz, Sicherheit** (Protection)
Bedürfnis nach: Fürsorge, Geborgenheit und Solidarität erfahren; selbstständig sein; soziale Sicherheit haben; Abgesichert sein (Ersparnisse, Versicherungen, Krankenversicherung) und Vorsorge treffen; Rechte haben.

Mit anderen kooperieren; helfen: **Zuneigung, Zuwendung, Liebe** (Affection)
Bedürfnis nach: Selbstachtung, Solidarität, Respekt, Toleranz; Partnerschaft, Familie, Freundschaft; sich lieben; sich kümmern, in Gemeinschaft sein; sich wertschätzen; Gefühle ausdrücken dürfen.

Verstehen, Verständnis (Understanding)
Bedürfnis nach: Neugier, Vernunft, Aufnahmebereitschaft; zu forschen, experimentieren, analysieren; zu lernen, andere auszubilden.

Partizipation: **Teilnahme** (Participation)

Bedürfnis nach: sich anpassen; Solidarität zu erleben und zu leben; sich engagieren; Leidenschaft haben; Verantwortung und Pflichten übernehmen; etwas leisten; mit anderen kooperieren; etwas zustimmen; Meinungen austauschen, sich mitteilen; mitbestimmen; einer Gemeinschaft angehören (Partei, Kirche, Gemeinde, Nachbarschaft, Familie).

Muße: **Müßiggang** (Idleness)
Bedürfnis nach: Ruhe und Beschaulichkeit, Sorglosigkeit; sich Phantasien hingeben; Spielen, Spaß haben und Feiern; in den Tag hineinträumen; sich an Vergangenes erinnern; die Freizeit genießen.

Kreativität (Creation)
Bedürfnis nach: etwas schaffen oder erfinden; sich beschäftigen; Fähigkeiten und Fertigkeiten einsetzen; produktiv sein; Rückmeldungn erfahren; frei über die eigene Zeit verfügen;.

Identität (Identity)
Bedürfnis nach: sich abgrenzen, sich selbst achten und behaupten; in Bezugsgruppen den eigenen Platz definieren; sich selbst kennen bzw. kennenlernen; sich selbst verwirklichen; sich weiterentwickeln.

Freiheit (Freedom)
Bedürfnis nach: Freiraum, Autonomie und Mut; Gleichberechtigung; Risiko; Unterschieden.

Alle Bedürfnisse bestehen nebeneinander, wobei man das Bedürfnis, zu überleben und eine materielle

Lebensgrundlage zu haben auch als Grundlage für die anderen Bedürfnisse sehen kann. Wenn ich etwas tue, bekomme oder erlebe kann es sein, dass damit mehrere Bedürfnisse auf ein Mal befriedigt werden. Wenn ich etwas tue, bekomme oder erlebe kann es aber auch sein, dass ich damit ein Bedürfnis befriedige und ein anderes Bedürfnis dabei auf der Strecke bleibt. (Es gibt eine ähnliche Theorie von dem amerikanischen Psychologen Abraham H. Maslow, auf die ich nun aber nicht näher eingehen möchte, da es mir vielmehr darum geht, das Grundsätzliche dieser Theorie herauszustellen. Ich erwähne sie deshalb, da uns unsere Grundbedürfnisse nicht bewusst sind, sie aber unser Handeln beeinflussen. Deshalb lohnt es sich darüber nachzudenken und sie in unser Bewusstsein zu rufen. Denn sie spielen eine große Rolle bei unserer Zielfindung.)

Im nächsten Schritt geht es darum zu sehen, wo wir momentan stehen und uns selbst besser kennen zu lernen: welche Phase in unserem Leben haben wir erreicht?

Wo stehe ich gerade?

Es folgen die Fragen:

Was sind unsere Rollen, die wir einnehmen und wie stehen wir zu unserer Arbeit?
Worin sehen wir den Sinn im Leben?
Welche Ängste hindern uns?

Im Hintergrund des ganzen sollten wir dabei auch immer überlegen, welche der zuvor genannten Bedürfnisse befriedigt werden wollen.

Rollen

Nimm eine der Übungen aus den vorangegangen Kapiteln und stelle Dir folgende Fragen:

- Wir identifizieren uns im Alltag mit vielen Rollen, aber wer steckt hinter allem?
- Was bleibt, wenn wir alle diese Rollen ablegen?

Jeder von uns hat bestimmte Rollen, die er einnimmt oder spielt. Rollen ändern sich im Laufe des Lebens, aber beeinflussen zu jedem Zeitpunkt unser Verhalten, weil wir den Rollen gerecht werden wollen oder auch, weil wir mit einer bestimmten Rolle nicht zurechtkommen. Um besser entscheiden zu können, welche Rollen wir in Zukunft spielen wollen, müssen wir:

- die Rollen identifizieren, die wir momentan spielen

- das Netzwerk erkennen, in dem wir uns durch unsere Rollen befinden
- die Erwartungen wahrnehmen, die an uns aufgrund unserer Rollen gestellt werden
- überlegen, ob wir bezüglich unserer Rollen etwas verändern möchten.

෴

Wo kollidieren die Rollen miteinander? Sind sie nicht stimmig?
Bin ich mir aller Rollen bewusst?
Wer bin ich mit all diesen Rollen?
Wer möchte ich sein?

Schreibe Deine Antwort(en) in Dein Arbeitsheft:

Arbeit

Unsere Einstellung zu "Arbeit" ist bemerkenswert widersprüchlich: Untersuchungen zeigen, dass sich Menschen bei der Arbeit im allgemeinen geschickt und herausgefordert fühlen und daher glücklich, stark, kreativ und zufrieden sind. Sie zeigen auch, dass das positive Gefühl von Flow bei der Arbeit häufiger auftritt als in der Freizeit. Dennoch wollen viele Menschen, wenn sie gefragt werden, weniger arbeiten und mehr freie Zeit haben. Es scheint, dass wir unsere eigenen Erfahrungen missachten und eher von Vorurteilen geleitet sind, wenn wir Arbeit beurteilen. Zufrieden machende Arbeit zeichnet sich für viele vor allem durch Selbstbestimmung aus, durch eine herausfordernde Tätigkeit, ein gutes Arbeitsklima und ein zufriedenstellendes Gehalt. Der Glücksforscher Csikszentmihalyi hat in seinem "Good Work" Projekt ausführlich untersucht, was gute Arbeit ausmacht. (Siehe auch „Flow" bei dem Kapitel über die Meditation) Natürlich kann Arbeit auch unzufrieden machen, besonders bei Mangel an Abwechslung und Herausforderung, Konflikten mit Kollegen, besonders mit Vorgesetzten, und bei "Ausgebrannt sein (Burn out)" durch zu viel Druck, zu viel Stress und zu wenig Zeit für sich und für die Familie.

Wissenswert ist, dass Arbeitslosigkeit eines von zwei Lebensereignissen ist (das andere ist Scheidung), welches so stark mit Glücksverlust einhergeht, dass es das Glücksniveau eines Menschen dauerhaft reduziert. Das heißt: Die Lebenszufriedenheit sinkt ab und erholt sich auch nach Jahren nicht wieder auf das frühere Niveau.

Welche Einstellung habe ich zu meiner Arbeit?

Nach all den vorausgegangenen Kapiteln, in denen Du mehr über Dich erfahren hast, solltest Du am Ende versuchen, die gesamten Erkenntnisse für Dich zusammenfassen. Was sind meine Rollen, wie denke ich über meine Arbeit?

Und dann kommt erneut die wichtigste Frage:

Wer bin ich?

Eine Frau lag im Koma. Plötzlich hatte sie das Gefühl, sie käme in den Himmel und stände vor dem Richterstuhl. " Wer bist du? " fragte eine Stimme. " Ich bin die Frau des Bürgermeisters ", erwiderte sie." Ich habe nicht gefragt, wessen Ehefrau du bist, sondern wer du bist. " " Ich bin die Mutter von vier Kindern. " " Ich habe nicht gefragt, wessen Mutter du bist, sondern wer du bist. " " Ich bin Lehrerin. " " Ich habe nicht nach deinem Beruf gefragt, sondern wer du bist. " Und so ging es weiter. Alles, was sie erwiderte, schien keine befriedigende Antwort auf die Frage zu sein: " Wer bist du? " Ich bin eine Christin. " " Ich fragte nicht, welcher Religion du angehörst, sondern wer du bist. " " Ich bin die, die jeden Tag in die Kirche ging und immer den Armen und Hilfsbedürftigen half. " " Ich fragte nicht, was du tatest, sondern wer du bist. " Offensichtlich bestand die Frau die Prüfung nicht, denn sie wurde zurück auf die Erde geschickt. Als sie wieder gesund war, beschloss sie, herauszufinden, wer sie war. Und darin lag der ganze Unterschied. (nach Mello)

Diese Überlegung könnte eigentlich noch Teil des erstes Schrittes sein. Ich habe ihn bewusst hierher gestellt, da ich das Thema Rollen und Arbeit separieren wollte.

"Wer bin ich?"

Viele Deiner Äußerungen enthüllen etwas über Dich. Du kannst das ausnutzen, mehr über Dich zu erfahren, indem Du Dir einfach selbst zuhörst und Dich fragst: Wer spricht eigentlich aus mir, wenn ich etwas sage, mich selbst kritisiere oder Forderungen stelle? (Hierzu gehören auch die an mich selbst). In vielen Fällen sind es die Botschaften unserer Eltern oder anderer wichtiger Menschen, die sich in unseren Einstellungen, Werten und Normen wiederfinden. Schreibe zehn unterschiedliche Antworten auf die Frage "Wer bin ich". Du kannst dazu beliebige Aspekte der anderen Kapitel benutzen, also eine wichtige Rolle nennen, die Du innehast, oder eine Stärke oder Schwäche, eine Fähigkeit oder eine Eigenschaft. Versuche, zehn verschiedene Antworten auf die Frage zu finden. **Wer bin ich?**

Anschließend bringe diese zehn Punkte in eine Reihenfolge. Oben in der Liste sollten die Aussagen stehen, auf die Du am wenigsten verzichten möchtest, weil dann vielleicht ein Teil Deiner Persönlichkeit fehlen würde. Diese Aussagen und die dahinterliegenden Themen, Fähigkeiten,... und weitere solltest Du im Schritt der Zielfindung nicht aus den Augen verlieren.

Worin sehe ich den Sinn meines Lebens?

Meine Erfahrungen:

Als ich mich diesem Thema widmete erschrak ich zuerst einmal sehr. Wer bin ich ohne alle diese Rollen? Nichts? Klein? Unscheinbar? Verletzt? Unsicher? Dies waren die ersten Impulse die aufstiegen. Doch dann kam mir das Buch von Brandon Bays „In Freiheit leben – Aufbruch zum wahren Selbst" zu Hilfe. Hier wurde das Thema ebenfalls näher beleuchtet und sie lehrte, dass durch annehmen und loslassen wahre Freiheit entsteht. So nahm ich mich ein zweites Mal in der Meditation diesem Thema an und spürte tatsächlich die Freiheit die dahinter stand. Als ich mich von allen Rollen lösen konnte, fühlte ich urplötzlich eine Präsenz in mir, die „so sein darf" ohne fremden Anforderungen gerecht werden zu müssen. Die Kernfrage war immer und immer wieder: **Wer bin ich? Wer ist dieses ich?** Ich möchte Dich einladen es auszuprobieren und geduldig abzuwarten, was passiert! Und wünsche Dir dann mindestens genauso schöne und friedvolle Erlebnisse wie ich sie dabei hatte!

Die Frage "Wer bin ich" ist die einzige Methode, allem Elend ein Ende zu setzen und höchste Glückseligkeit einzuleiten.
(Sri Ramana Maharishi)

Was hält Dich ab, Dein wahres „Ich" zu leben? Und an Dein Ziel zu kommen? Es sind unsere -

Ängste – Hindernisse auf dem Weg

Ängste können Dich davon abhalten, Deine Ziele zu verwirklichen. Sie können Dich aber auch weiterführen. Sie sind ein Teil von Dir. Nur wenn Du Dich ihnen stellst, kannst Du ganz in Deine Kraft kommen. Ängste sind wie seltsame Schatten im eigenen Keller. Wenn wir sie ignorieren, wachsen sie zu dubiosen Monstern heran.

Anders ist es, wenn wir sie ans Licht holen, also aufhören sie zu missachten. Dann stellen sie sich als harmloser Gegenstand heraus, dem man sich im übertragenen Sinn gewachsen fühlt. Meine Ängste trieben mich voran, als ich begann mich ihnen zu stellen. So hatte ich Angst, vor vielen Menschen zu sprechen. Ich stellte mich dieser und las bei der Kommunion meiner Tochter die erste Lesung in der Kirche. Mit schlotternden Knien, aber immerhin mit fester und ruhiger Stimme. Wenn Du dieses Buch in den Händen hast, ist dies der Beweis für die Überwindung einer weiteren Angst. „Nicht gut genug zu sein", beziehungsweise „nicht interessant genug zu schreiben". Diese begleitete mich jeden Tag und ich stellte mich ihr. Der erste Schritt ist es folglich, Dir über Deinen Ängste klarzuwerden.

Hierbei hilft die folgende Übung:
Versuche, eine Liste Deiner Ängste zu entwickeln. Notieren bei jedem Angstgefühl, wie Du auf diese Angst reagierst. Hast Du eine Erklärung dafür, warum Du diese Ängste hast? (z.B. Erziehung; angeboren; typisch für unsere Kultur; überlebensnotwendig; Ergebnis von schmerzlichen Erfahrungen; Teil meiner Persönlichkeit, ...) Hast Du schon einmal mit anderen Menschen über Deine Ängste gesprochen? Wenn nicht, überlege, mit wem Du darüber reden kannst, um eine Rückmeldung zu bekommen. Hast Du schon einmal etwas gegen Deine Ängste unternommen? Egal ob ja oder nein: Welche Konsequenzen hat das gehabt? Welche positiven Seiten stehen hinter jeder Deiner Ängste?

Eng mit unseren Ängsten verbunden sind auch die Schatten in uns. Anteile, die wir abspalten, weil wir sie nicht sehen wollen. Sie anzunehmen ist ein wichtiger Schritt um „ganz" und vollkommen zu werden. Wie mit den Ängsten, so werden auch diese größer, wenn man sie unterdrückt. Hinter unseren Schatten und Ängsten stehen in der Regel

Glaubenssätze und Verhaltensmuster, die in unserer Kindheit geprägt wurden. Leider versäumen wir oft diese in unserer aktuellen Lebensphase zu hinterfragen und nehmen sie als unabänderliche Tatsache hin. Im nächsten Kapitel werde ich deshalb wie bereits mehrfach angekündigt näher darauf eingehen.

ଓଚ୦

Nachdem wir nun unseren aktuellen „Standort" bestimmt haben, unsere Rollen, Einstellungen zur Arbeit, Fragen nach dem Sinn im Leben und unsere Ängste näher beleuchtet haben, geht es noch einmal zur Zielfindung. Hier wollen wir sehen, wohin wir uns bewegen und was wir aus uns machen wollen. Dabei behalten wir im Hinterkopf das Wissen, was für uns wichtig ist und welche unserer Ziele dazu Bedeutung haben. Das alleine reicht letztendlich dennoch nicht aus, zusätzlich braucht es eine Planung, in der geplant wird, wie die eigenen Ziele in kleinen Schritten erreicht werden können. Dann geht es darum festzustellen, was für uns in der Zukunft zufriedenstellende Umstände sind, die wir heute schon vorfinden und beibehalten wollen, oder mit denen wir heute unzufrieden sind und die wir ändern wollen. Wir wollen noch einmal skizzieren, wie unsere Zukunft aussehen soll.

Haben diese sich im Laufe des Buches verändert?

Oder kannst Du sie noch genauso übernehmen? Schreibe Dir dies in Dein Übungsheft.

Zusätzlich hier ein paar Gedanken dazu: Es ist wichtig, dass wir selbst unsere Vorstellungen über unsere Zukunft als machbar einschätzen, ansonsten wird diese wohl nie realisiert werden. Wir selbst sind für unsere Zukunft verantwortlich. Es braucht unseren Willen, unseren Mut und unsere Energie, die Veränderungen unserer Lebenssituation anzugehen und wir müssen an uns selbst glauben. Jetzt stelle Dir folgende Frage um Deine Ziele und Werte zu erkennen:

Wofür brennst Du?

Eine sehr gute Frage, die im Jahr der Entstehung dieses Buches zum Thema der Firmung meines ältesten Sohnes gestellt wurde. Eine Frage, die wir alle uns ruhig öfter stellen sollten. Passend dazu gibt es auch zwei sehr schöne Bücher von John Strelecky: „Das Café am Rande der Stadt - eine Erzählung über den Sinn des Lebens" und „Safari des Lebens". In erstem geht es darum sich die drei wichtigen Fragen zu stellen:

Warum bist Du hier?
Hast Du Angst vor dem Tod?
Führst Du ein erfülltes Leben?

Fragen, die wir uns stellen sollten, um unsere „big five" zu erkunden, um die es in dem zweiten Buch geht. Die fünf Wünsche, welche wir an unser Leben haben. Die Bücher sind wie Tore, welche sich öffnen. Ich nenne hier weitere Fragen, die ebenso als Schlüssel wirken:

- **Macht mich das, was ich tue glücklich?**
- **Was kann mich dazu bringen jeden Tag aufs neue motiviert zu beginnen und den Tag zu genießen?**
- **Gefällt mir meine Arbeit?**
- **Wie habe ich die Möglichkeit mich kreativ auszudrücken? Durch malen, schreiben, singen,...?**
- **Wie kann ich aus meinem Potenzial schöpfen?**
- **Worüber kann ich mich von ganzem Herzenfreuen?**
- **Wofür brenne ich?**
- **Was ist meine große Leidenschaft?**
- **Lebe ich oder werde ich vielmehr gelebt?**
- **Sehe ich die kleinen Wunder am Wegesrand oder hast ich durch mein Leben?**

Es lohnt sich über diese Fragen nachzudenken, zu meditieren. Ich habe so entdeckt, dass ich:

- für meine Familie "brenne" Es mich erfüllt den Kindern den Rücken zu stärken und für sie da zu sein.

- ich durch Yoga und Pilates meine Kreativität ausleben kann. Aus dem Vollen schöpfen, mich selbst immer wieder neu zu erfinden und meine Teilnehmer dann mit etwas anderen Stundenkonzepten zu überraschen.

- je bewusster ich werde, desto mehr kann ich dann auch die unzählige Vielfalt der Schöpfung wahrnehmen. Folglich habe ich mich entschieden, daran zu arbeiten, „dranzubleiben".

- das Schreiben dieses Buches mich motiviert hat, achtsamer durchs Leben zu gehen. Im alltäglichen das Besondere zu erkennen.

ᘓ8ᘔ

Und wofür brennst Du?
Welches sind nun Deine Ziele?

Was uns hindert unser volles Potenzial zu leben - Glaubenssätze und Verhaltensmuster

Wie im Kapitel der Meditation beschrieben, finden wir durch diese mehr und mehr zu uns selbst. Gedanken die kommen, lassen wir vorbeiziehen. Schenken ihnen immer weniger Beachtung. Auch wenn es selten eine absolute Gedankenstille geben wird, so werden wir doch spüren, dass der Abstand zwischen den Gedanken größer wird. Als Kind waren wir reine Seele. Durch Erziehung und Umfeld wurden wir geprägt. Wenn auch alle nur das Beste wollten und dies so weitergegeben haben, so hat unser Verstand es so interpretiert, wie wir heute sind.

Hierbei standen die Grundbedürfnisse jedes Individuums im Vordergrund: Anerkennung, Liebe, Sinn, Beitrag (zum großen Ganzen), Sicherheit. Wir erlernten Verhaltensweisen und Glaubenssätze um diese und die bereits im vorigen Kapitel genannten Bedürfnisse zu befriedigen. In der Meditation sowie den anderen genannten "Beförderungsmitteln" und die daraus entstehende Selbstbeobachtung werden uns nun vielleicht diese Glaubenssätze und Verhaltensweisen bewusst und wir können entscheiden, ob sie uns heute noch nützlich sind. Ein Beispiel von mir: Als Kind lernte ich, dass es nicht erwünscht ist "wütend" zu sein. Mein Verstand hat dieses Gefühl somit immer unterdrückt, ich sagte viel zu oft "ja", um auch in dem anderen nicht das Gefühl der Wut auf mich hervorzurufen. Viel Ärger habe ich heruntergeschluckt und irgendwann platzte es dann, gewöhnlich zu einem völlig ungünstigen Augenblick, aus mir heraus.

Nun genügt es natürlich nicht, sich dieses Verhaltens und dem dahinter stehenden Glaubenssatz bewusst zu werden. Um sein wahres Selbst wieder zum Vorschein zu bringen, ist Meditation nur der erste Schritt. Im zweiten und dritten gilt es dann die Glaubenssätze und Verhaltensweisen zu verändern. In dem Wissen, dass wir dadurch sogar noch mehr anerkannt und geliebt werden, da wir authentischer und "SELBST" bewusster sind. Aber auch, damit zum Beispiel die Energie der Wut einen anderen Kanal findet und genutzt werden kann, statt dass sie sich gegen mich selbst richtet. Auch empfinde ich es als wichtig, die den Glaubenssätzen und Verhaltensmustern zugrunde liegenden Bedürfnisse zu erkennen. Denn nur dann können wir sie wirklich ändern und diesen Bedürfnisse auf andere Art gerecht werden.

Glaubenssätze

Glaubenssätze sind Dein persönlicher Filter der Realität. Jeder Mensch hat ein bestimmtes Bild davon im Kopf, was er sich selbst zutraut und was nicht, was er erreichen kann und was nicht oder worin er besonders gut beziehungsweise schlecht ist. Diese Vorstellungen und Bilder sind das Ergebnis von Lebenserfahrungen, Werten, Erziehung und gesellschaftlicher Prägung. Nicht immer entsprechen diese Glaubenssätze der Realität. Nur weil ich in meiner

Kindheit keine gute Sportlerin war, bedeutet dies nicht zwangsläufig, dass dies auch in Zukunft für jeden Sport gilt, dem ich nachgehen möchte. Meine Glaubenssätze suggerieren mir jedoch, dass genau das der Fall ist und ich traue mich gar nicht erst an Sport heran. Dies gilt genauso für andere Bereiche: Wenn ich von meinen eigenen Fähigkeiten nicht überzeugt bin, wird es mir schwer fallen, erfolgreich und mühelos zu lernen.

Zusammengefasst kann man sagen, dass es der mangelnde Glaube an den eigenen Erfolg ist, der viele von uns daran hindert Probleme zu überwinden. Oder auch der feste Glaube an einen Satz, der einmal wieder hinterfragt werden sollte. Das ist gerade deshalb besonders spannend, weil Glaubenssätze prinzipiell sehr leicht beeinflusst und verändert werden können. Wenn Du zum Beispiel davon überzeugt bist, dass Du ganz leicht und ohne Schwierigkeiten eine neue Aufgabe meistern kannst, dann wirst Du auch in der Realität wesentlich besser und schneller reagieren können. Das bedeutet aber auch, dass jedes Mal, wenn Du davon überzeugt bist, dass Deine Bemühungen schwer, anstrengend und ohne Aussicht auf Erfolg sind, Du auch in der Realität wesentlich langsamer, ineffektiver und nicht erfolgreich sein wirst. Unser Körper und unsere Leistungsfähigkeit sind extrem eng mit unserem Gehirn verknüpft. Daher ist es wichtig, an der eigenen Denkweise zu arbeiten. Wir fühlen, was wir fühlen, weil wir denken, was wir denken. Folgende Fragen empfehle ich Dir um eine günstigere Denkweise einzuleiten:

- **Welche Glaubenssätze blockieren Dich?**
- **Welche Gegenargumente gibt es?**

Dann gilt es alte Glaubenssätze aufzugeben und neue Glaubenssätze zu entwickeln. Jeden Tag so tun, als ob sie bereits Realität wären. Affirmationen in Form von Fragen nutzen. Sage zum Beispiel nicht: Ich bin wertvoll, sondern begründe warum Du wertvoll bist!

1. Welche Glaubenssätze blockieren Dich?
Vielleicht hast Du bereits in der Meditation erkannt, welche Glaubenssätze Dich prägen? Mich hat einmal eine Erkenntnis fast wie ein Hammerschlag getroffen. Ganz plötzlich wurde mir bewusst, dass ich mich immer für alles verantwortlich fühle. Dies auch, wenn es ganz und gar nichts mit mir zu tun hat. Schreibe einmal alles auf, was Du über Dich und das Leben denkst. Ungefiltert und so, wie Du es auch von Deinem Umfeld gehört hast. Je schneller die Antworten dabei kommen, desto besser ist es.

2. Welche Gegenargumente gibt es?
Sieh Dir die Glaubenssätze an. Welche Muster kannst Du dabei erkennen? Was spricht dagegen? Da ich zum Beispiel davon überzeugt war, dass ich kein

Durchhaltevermögen habe, überlegte ich mir, was ich schon alles erreicht und zu Ende gebracht habe. Schule, Berufsausbildung, Studium,... Oder Projekte wie Puzzles, Bilder und anderes? Auch hier ist es gut, sich alles aufzuschreiben und Notizen zu machen. Wie fühlt es sich an, wenn ich das lese? Gibt es weitere Argumente oder Schritte, die ich tun kann um den vermeintlich wahren Glaubenssatz zu entkräftigen?

3. Alte Glaubenssätze aufgeben
Den nächsten Schritt vollziehen wir im wahrsten Sinne des Wortes symbolisch. Du hast Deine negativen Glaubenssätze bereits über den Verstand entkräftet. Nun verbinden wir dies mit einer Handlung: Nimm Dir ein Blatt, schreibe darauf alle Deine negativen Glaubenssätzen und zerreiße ihn in viele kleine Teile. Dabei sprich bei jedem Zerreißen laut oder leise: Ich kann alles erreichen, was ich möchte! Damit kannst Du Dich endgültig von allen Blockaden verabschieden, die Dich bisher in Deinem Leben begleitet haben.

4. Neue Glaubenssätze entwickeln

Bei diesem Schritt geht es darum neue Glaubenssätze zu entwickeln, die wir anstatt der alten Glaubenssätze in Zukunft für uns nutzen möchten. Denn Dein Verstand braucht unbedingt eine Alternative! Notiere Dir daher bitte jetzt auf einem Zettel mindestens drei positive Glaubenssätze, die Du für Dich und für Deine Zukunft beibehalten willst.

5. Affirmationen in Form von Fragen nutzen

Der letzte Schritt ist die Brücke, die wir nun zu Deinem Unterbewusstsein schlagen möchten. Alle positiven Glaubenssätze, die Du gerade formuliert hast, können wir jetzt zu Affirmationen machen. Eine Affirmation ist nichts weiter als ein positiver Glaubenssatz, den wir uns regelmäßig aufsagen, um ihn für unser Unterbewusstsein präsent zu machen. Hierbei nutzen wir einen kleinen Trick: Wir stellen die Affirmation in Form einer Frage und begründen sie für uns selbst. Mein persönliches Beispiel hierzu lautet: Warum habe ich Ausdauer und Durchhaltevermögen? Weil ich folgendes erreicht habe: Nun führe ich in Gedanken, manchmal aber auch laut und hörbar an, welche schulischen und beruflichen Abschlüsse ich habe, mein Studium, meine zertifizierten Fortbildungen,... und so weiter.

genauso können wir auch unsere

Gewohnheiten

angehen.

> *Wer keine üblen Gewohnheiten hat, hat wahrscheinlich auch keine Persönlichkeit.*
> William Faulkner

Als nächstes wenden wir uns den Gewohnheiten zu. Jeder Mensch hat Gewohnheiten – wie er denkt, fühlt, körperlich reagiert und sich verhält. Gewohnheiten sind Automatismen oder Rituale. Der Mensch ist so konstruiert, dass er, sofern sein Gehirn normal funktioniert, automatisch Gewohnheiten entwickelt, wenn er Denk- und Verhaltensweisen wiederholt. Eine gute Möglichkeiten, sich der eigenen Gewohnheiten bewusster zu werden, ist es eine Reise zu unternehmen. In fremden Kulturen kann uns bewusst werden, welche Gewohnheiten wir in unserem Alltag entwickelt haben, da die dortige Kultur meist eine andere ist. In südlichen Ländern sind die meisten Geschäfte zum Beispiel über Mittag geschlossen. Man macht Siesta – das Leben scheint entschleunigter, während wir hier in unserer Region doch eher durch unser Leben hetzen. Aber auch dies ist letztendlich nur eine Gewohnheit, die wir uns hier zugelegt haben.

Wie Gewohnheiten entstehen

Gewohnheiten erleichtern uns das Leben sehr. Wir haben ganz bestimmte Verhaltensgewohnheiten, wie wir beispielsweise essen, gehen, sprechen, usw. Und wir haben bestimmte Gewohnheiten zu denken, zu fühlen und mit unseren Gefühlen umzugehen. Manche von uns geraten bei Wut aus der Fassung und schreien andere an, anderen wiederum verschlägt es die Sprache. Manche glauben, überhaupt keine Wut verspüren zu können, sondern reagieren eher mit Trauer und Verzweiflung. Manche sehen immer nur das Negative oder die Fehler, während andere die Chancen und Erfolge sehen. Du kennst sicher das Beispiel, dass man ein halbleeres Glas auch als halbvoll beschreiben kann. All diese Gewohnheiten sind entstanden, indem wir immer wieder in ein- und derselben Weise gedacht und gehandelt haben. Sind Gewohnheiten erst einmal verankert, erfordern sie keine Mühe und Aufmerksamkeit mehr von uns. Wir brauchen uns dann nur noch auf unseren Körper zu verlassen. Dieser meldet uns, wenn unser Verhalten von den üblichen Gewohnheiten abweicht. Wollen wir eine neue Gewohnheit erlernen, müssen wir diese ganz bewusst einüben, bis sie automatisch abläuft.

"Es braucht 40 Tage, um eine neue Gewohnheit zu formen,
90 Tage, um sie zu bestätigen,
120 Tage um sie in dir zu integrieren und
1.000 Tage um sie zu meistern."
Yogi Bhajan.

Da sich Gewohnheiten entwickeln, können diese auch wieder abgelegt und durch andere ersetzt werden.

Hierzu benötigt man jedoch Zeit und bewusstes Einüben des neuen Verhaltens. Hier ein paar Beispiele, wie man Gewohnheiten unterteilen kann. Zu den <u>Denkgewohnheiten</u> gehört unter anderen:

- was man als gut und schlecht bewertet,
- ob man Ablehnung als schlimm empfindet,
- ab wann man etwas als unordentlich ansieht,
- ob man Pünktlichkeit für wichtig hält,
- wie man sich selbst sieht.

Zu den <u>Gefühlsgewohnheiten</u> gehört:

- ob man schnell ärgerlich wird,
- ob und wann man sich gekränkt fühlt,
- wann man Angst empfindet,
- ob man sich minderwertig fühlt, wenn man einen Fehler macht.

Zu den <u>Verhaltensgewohnheiten</u> gehört beispielsweise:

- ob man raucht, sich übersättigt, Nägel kaut,
- ob man ordentlich ist,
- beim Sitzen die Beine übereinander schlägt,
- wie stark man das Essen salzt,
- ob man Zucker in den Kaffee nimmt,

Genauso gehören Rituale dazu, wenn man den Kindern abends eine Gute-Nacht-Geschichte vorliest oder mit dem Partner abends gemütlich beisammensitzt und erzählt.

༺༻

Gute Gewohnheiten haben viele Vorteile. Sie sind lebensnotwendig und helfen, mit dem Alltag klarzukommen und Zeit beziehungsweise Energie zu sparen. Viele Gewohnheiten haben zwei Seiten. Die eine Seite bereitet Lust und Vergnügen, bringt Entspannung oder Ablenkung. Die andere Seite hat meistens langfristig gesehen Nachteile. Wie zum Beispiel das Rauchen. Rauchen entspannt, aber langfristig schaden wir uns mit dieser Gewohnheit. Oder aus Langeweile oder Frust zu essen, verschafft uns kurzfristig gute Gefühle, langfristig aber nehmen wir zu und werden übergewichtig. Auch unangenehme Tätigkeiten aufzuschieben, bringt uns kurzfristig Erleichterung, langfristig aber haben wir durch das Aufschieben Nachteile.

༺༻

Worauf es beim Verändern von Gewohnheiten ankommt

Warum ist es schwer, alte Gewohnheiten abzulegen und neue zu integrieren? Wenn man Gewohnheiten verändern will, benötigt man ein wenig Wissen über das Wesen von Gewohnheiten, etwas Durchhaltevermögen und eine große Portion „Frustrationstoleranz". Zudem benötigen wir zu

Beginn ganz viel Achtsamkeit, so lange bis die neue Gewohnheit fest integriert ist.

༺༻

<u>Eine kleine Übung zum besseren Verständnis:</u>
Falte Deine Hände. Sieh nach, ob der Daumen der rechten Hand über dem Daumen der linken Hand liegt, oder umgekehrt. Wenn der Daumen Deiner rechten Hand über dem Daumen der linken Hand liegt, dann lege nun bewusst den Daumen der linken Hand über den der rechten Hand.

Fühlt sich das richtig und gut oder eher fremd und komisch an? Letzteres mit Sicherheit. Genau das Gleiche passiert, wenn wir Denk und Verhaltensgewohnheiten ändern. Als Pessimist optimistisch zu denken fühlt sich zuerst einmal „falsch" an. Genau an diesem Punkt scheitern dann die meisten Menschen, die sich von lästigen oder auch von gesundheitsschädlichen Gewohnheiten trennen wollen. Sie halten dieses Fremdeln, dieses Gefühl des das-passt-nicht-zu-mir oder das-fühlt-sich-falsch-an für den Beweis, dass die neue Gewohnheit nicht zu ihnen passt und geben schnell auf.

Sich das neue Verhalten anzueignen, schaffst Du nur, wenn Du nicht auf Dein Gefühl hörst, das zu sagen scheint, dass Du etwas verkehrt machst und für eine gewisse Zeit (solange bis Dir das neue Verhalten zur Gewohnheit geworden ist) tust, was Du für richtig hälst. Für unser Gehirn sind Gewohnheiten unverzichtbar - und sind sie noch so schädlich – und neue Verhaltensweisen betrachtet es als falsch. Nur mit Training lernt unser Gehirn, Neues als richtig anzusehen und das Vertraute als falsch anzusehen.

Einmal gelernt, immer zuerst die Nachteile und das Negative einer Sache zu sehen, wird unser Gehirn unseren Blick immer erst auf die negative Seite lenken. Nur durch tage- oder wochenlanges Üben können wir unserem Gehirn beibringen, zuerst nach den Vorteilen und positiven Seiten zu schauen. Die für Verhaltensänderungen notwendigen Änderungen in unserem Denken und Handeln nehmen wir meist nur dann in Kauf, wenn wir uns in einer Krise befinden und feststellen, dass wir so nicht weiterleben wollen, der Leidensdruck somit entsprechend groß ist.

ⓒ✥⊃

Wie aber könnenn wir

Gewohnheiten ändern?

Zum Einstieg:

1. Kapitel
Ich gehe die Straße entlang.
Da ist ein tiefes Loch im Gehsteig.
Ich falle hinein.
Ich bin verloren ... Ich bin ohne Hoffnung.
Es ist nicht meine Schuld.
Es dauert endlos, wieder herauszukommen.

2. Kapitel
Ich gehe dieselbe Straße entlang.
Da ist ein tiefes Loch im Gehsteig.
Ich tue so, als sähe ich es nicht.
Ich falle wieder hinein.
Ich kann nicht glauben, schon wieder am gleichen Ort zu sein. Aber es ist nicht meine Schuld.
Immer noch dauert es sehr lange, herauszukommen.

3. Kapitel
Ich gehe dieselbe Straße entlang.
Da ist ein tiefes Loch im Gehsteig.
Ich sehe es.
Ich falle immer noch hinein... aus Gewohnheit.
Meine Augen sind offen.
Ich weiß, wo ich bin.
Ich weiß, dass ich das selbst zu verantworten habe.
Ich komme sofort heraus.

4. Kapitel
Ich gehe dieselbe Straße entlang.
Da ist ein tiefes Loch im Gehsteig.
Ich gehe darum herum.

5. Kapitel
Ich gehe eine andere Straße.

Nach: "Das tibetische Buch vom Leben und vom Sterben" Sogyal Rinpoche, tibetischer Meditationsmeister

ଔଃଙ

Da fast jede Gewohnheit zwei Seiten hat, ist es bei der Veränderung von Gewohnheiten hilfreich, sich diese vor Augen zu halten. Frage Dich: Was ist der Vorteil meiner ungeliebten Gewohnheit, die ich ablegen will? Welchen Gewinn habe ich durch sie? Welche positiven Gefühle habe ich, wenn ich dieser Gewohnheit nachgehe?

Dann frage: Wie könnte ich mir die positiven Seiten meiner ungeliebten Gewohnheit auf andere Weise verschaffen?

Und schließlich frage Dich: Was würde ich gewinnen, wenn ich meine lästige Gewohnheit aufgebe?

Wenn Du die ungeliebte Gewohnheit nicht aufgeben kannst oder willst, dann mache Dir wenigstens keine Schuldgefühle. Und verurteile Dich nicht dafür, dass Du momentan dafür zuwenig „tapas" aufbringen magst.

Gewohnheiten sind die treuesten Diener oder die schlimmsten Herren. Das Ändern von eingefahren Gewohnheiten ist ein Prozess, der seine Zeit braucht. Schließlich nützen uns diese auch und schützen uns vor vermeintlichen Gefahren. Dahinter stecken oft Glaubenssätze, welche eine lange Tradition haben. Gewohnheiten haben auch etwas beruhigendes. Sie sind wie ein Ritual, welches man immer wieder durchführt. Somit können sie uns auch vor Gefahren bewahren, z.B. die Gewohnheit auf die Farbe "Grün" an der Ampel zu warten. Diese Beharrlichkeit unserer

Gewohnheiten ist dann von Nachteil, wenn wir schädliche Denk- und Verhaltensweisen ablegen wollen. Um Gewohnheiten zu ändern ist es wichtig, die dahinter steckenden Glaubenssätze zu entdecken. Als nächster Schritt ist es nötig, die Motivation zu erkennen, welche uns besagte Gewohnheit durchführen lässt. Hier das Beispiel eines Rauchers. Dahinter steckt oft ein Bedürfnis nach Zugehörigkeit zu einer Gruppe. Um dieses Bedürfnis auch ohne rauchen erfüllen zu können, kann ein Weg sein, die Eigenliebe zu fördern und sich mit der Affirmation: "Überall wo ich hinkomme werde ich liebevoll aufgenommen" zu bestärken. Diese Affirmation sollte die Person täglich gefühlte **1000 Mal anwenden**, bis sie zu einem neuen Glaubenssatz wird, der die Kraft hat, den alten: "ich werde nur geliebt, wenn ich rauche", auflöst.

ೞ೫಄

Der Veränderungsprozess

Bis eine Veränderung automatisch abläuft braucht es viel Zeit und Geduld. Zudem müssen wir mit einigen Hindernissen rechnen. Nehmen wir einmal an, Du entscheidest Dich dafür Dich gesünder zu ernähren. Dann verläuft der Veränderungsprozess in fünf Phasen:

In der 1. Phase hast Du die theoretische Einsicht, dass Deine derzeitige Ernährung nicht sehr günstig für Dich ist. Du hast Dich vielleicht schon mit dem Thema beschäftigt, sogar eine Ernährungsberatung gemacht und spürst auch, dass Dir Deine aktuellen Mahlzeiten nicht immer gut tun. Manchmal „schwer im Magen liegen". Oder Du hast ab und zu Schlafprobleme, weil Du zu spät etwas gegessen hast.

Nun solltest Du in die 2. Phase übergehen: Mache Dir Pläne, wie Du Dich künftig ernähren möchtest, was und wo Du einkaufen solltest.

Der Übergang in die 3. Phase ist fließend. Es geht an die Umsetzung. Und während Du einkaufst, musst Du Dich noch stark auf Deine Liste konzentrieren. Den Versuchungen widerstehen auf Lebensmittel zurückzugreifen, welche Du bisher immer eingekauft hast. Gerade in einem Supermarkt werden Bedürfnisse geweckt und es ist schwer, diesen zu widerstehen, solange sich Dein neues Verhalten nicht stabil in Deinem Alltag verankert hat. Wie schon ganz zu Beginn einmal geschrieben, versucht Dich Dein Unterbewusstsein zu testen, diese eine Pralinenschachtel, diese eine Chipstüte für gemütliche Stunden,... Dein Verstand prüft, ob es Dir ernst ist, mit der gewünschten Ernährungsumstellung. Folgst Du dem alten Muster, wirst Du es niemals ändern. Du kannst Dich nur ändern, wenn Du Deine Gedanken einfach zur Kenntnis nimmst, als Irrtum ansiehst und Dich nach Deiner erwünschten Einstellung verhälst. Damit ist dan der schwierigste Teil der Veränderung bereits geschafft.

Du kommst in die 4. Phase, der Übereinstimmung zwischen Kopf und Bauch. Du bist Dir Deiner neuen Gedanken zur Ernährung noch bewusst, aber das

Gefühl stimmt schon mit den Gedanken überein. Du hast das Gefühl, „es richtig zu machen." und genießt Deine Nahrung.

Die 5. und letzte Phase ist dann erreicht, wenn eine neue Gewohnheit entstanden ist. Dein Denken läuft automatisch ab. Du kaufst nun ganz automatisch für Dich „gute" Lebensmittel ein, gehst bewusster essen, kochst nach Deiner neuen Einstellung und spürst die körperlichen Veränderungen, die diese Gewohnheit mit sich bringt.

Gefühle sind also manchmal gute, manchmal schlechte Berater. Wir müssen herausfinden, ob es uns in einer bestimmten Situation hilft oder schadet, auf unsere Gefühle zu hören.

ɔʒ℘

Alles Gewohnte zieht ein immer fester werdendes Netz von Spinnweben um uns zusammen; und alsbald merken wir, dass die Fäden zu Stricken geworden sind und dass wir selber als Spinne in der Mitte sitzen, die sich hier gefangen hat und von ihrem eigenen Blute zehren muss.
Friedrich Nietzsche, Werke I - Menschliches, Allzumenschliches

Welche Gewohnheiten möchtest Du ändern?

Hast Du schon einmal versucht neue Gewohnheiten zu verankern? Falls ja, wirst du sicher wissen wie schwer das ist. Einerseits die neuen Gewohnheiten zu installieren und andererseits die alten Gewohnheiten loszuwerden. Wie in dem Beispiel mit der Ernährungsumstellung gezeigt, bedarf es sehr viel bewusster Arbeit an sich, daran können auch die folgenden Tipps nichts ändern. Vielmehr sollen diese aber helfen, die richtigen Ansatzpunkte zu finden.

1. Die neue Gewohnheit in eine Routine einfügen
Zum Einfügen neuer Gewohnheiten ist es sinnvoll, diese entweder in eine bereits vorhandene Routine einzufügen, oder gleich ganz neue Routinen einzuführen. Routinen helfen uns dabei Energie zu sparen. Jeder von uns, auch Du, handelt den ganzen Tag über größtenteils in Routinen, nur bewusst ist es Dir selten.

2. Finde Triggerpunkte
Wenn wir neue Gewohnheiten einstudieren wollen, lohnt es sich diese in eine Routine zu verpacken. Randzeiten eignen sich besonders gut für diese Routinen, also zum Beispiel morgens oder am Abend. Aber auch zu Mittag kann eine gute Zeit für eine Routine sein. Warum ausgerechnet diese Zeiten? Die Antwort ist einfach, weil es sich dabei um einen Trigger handelt. Das Aufstehen, oder das zu Bett gehen, ist ein Trigger. Ebenso ist das Besteck in die Hand nehmen und mit dem Mittagessen zu beginnen ein Trigger. Diese Routinen sind vor allem deshalb sinnvoll, weil sie dir dabei helfen nicht ins Grübeln oder ins Zweifeln zu kommen, sondern Du sie einfach wie eine normale Checkliste abarbeiten kannst. Du

brauchst nicht mehr darüber nachzudenken, du tust es ganz einfach! Und was gibt es Schöneres, als eine neue Gewohnheit fast automatisiert auszuführen. Natürlich gibt es weitere Möglichkeiten und Ideen wie Du die Umsetzungswahrscheinlichkeit Deiner neuen Gewohnheiten drastisch erhöhen kannst, sollte ein Tageszeitabhängiger Trigger nicht möglich sein. Hier noch ein paar Beispiele dafür:

- Installiere ein Hintergrundbild auf Deinem Desktop, bzw. auf Deinen mobilen Geräten, das Dich dazu motiviert die neue Verhaltensweise durchzuführen.

- Notiere Dir den Punkt, den Du umsetzen willst, jeden Tag ganz oben auf eine Liste. So erinnerst Du Dich jedes Mal daran, wenn Du auf diese Liste blickst.

- Gib einen Zettel auf Deinen Badezimmerspiegel, der Dich an die neue Gewohnheit, an Dein Ziel und das „Warum" dahinter erinnert.

- Nimm kleine Notizzettel, möglichst in bunten Farben, die Dich an Deine neue Gewohnheit erinnern. Hefte sie an Spiegel, Türen, Wände, oder stecke sie in Deinen Geldbeutel, so dass Du sie möglichst oft siehst.

- ... eigene Ideen:

3. Kennst Du das WARUM? Warum will ich etwas einführen? Was ist das Ziel das dahinter steckt? Das Warum ist eine extrem wichtige Frage, denn: Kennst Du das WARUM, dann trägst Du auch jedes WIE!

4. Tapas – Disziplin! gerade hier können wir wieder auf das bereits bekannte Niyama "tapas" - die Disziplin zurückgreifen. Disziplin ist absolut wichtig für die Einführung neuer Gewohnheiten. Natürlich ist es leichter die alten Gewohnheiten beizubehalten, obwohl Du genau weißt, dass sie hinderlich sind, um Deine Ziele zu erreichen. Aber gerade zu Beginn der Installation einer neuen Gewohnheit brauchst Du extrem viel Disziplin. Und daher ist Disziplin auch jener Punkt der die „Möchtegern-Menschen" von den richtigen „Machern" unterscheidet. „Möchtegern-Menschen" würden gerne sehr, sehr viele Dinge tun und haben auch immer wieder sehr sehr viele Ideen dazu. Aber wirklich durchführen tun sie sehr wenig. Das liegt größtenteils daran weil ihnen die nötige Disziplin und Ausdauer fehlt. Demgegenüber stehen die Macher! Diese Menschen haben nicht nur gute Ideen, sondern setzen diese Ideen in Taten um. Solche Menschen haben sehr viel Selbstdisziplin.

5. Ausdauer! Es dauert seine Zeit, bis das neue Muster, die neue Gewohnheit, im Gehirn etabliert ist. In der Regel kannst Du damit rechnen, dass es ca. einen Monat dauert. Allerdings ist das nur ein grober Richtwert, denn bis Du die neue Gewohnheit wirklich im Gehirn etabliert hast, hängt größtenteils auch von Deinen schlechten Gewohnheiten ab. (Siehe auch die

1000 Tage Regel von Yogi Bhajan) Besonders schwierig ist es natürlich, schlechte Gewohnheiten in gute umzuwandeln. Aber es ist nicht unmöglich, sondern es braucht einfach nur jede Menge „tapas". Bis sich die neue Gewohnheit in Deinem Gehirn etabliert hast, musst Du diszipliniert gegen Deinen inneren Kritiker ankämpfen. Hast Du das ca. **100 Tage*** lang gemacht, dann wird es von Tag zu Tag einfacher. Besonders wichtig ist es allerdings, dass Du diese neue Gewohnheit wirklich täglich durchführst. Lässt Du dazwischen immer wieder Tage aus, so dauert es wesentlich länger um eine neue Gewohnheit zu etablieren.

In vielen Texten habe ich den Hinweis gefunden, mindestens 100 Tage eine neue Gewohnheit täglich durchzuführen. In dieser Zeit erneuern sich die meisten unserer Zellen. Die neue Gewohnheit hat dann eine alte ersetzt.

6. Selbstverpflichtung! Schließe einfach mit Dir selbst einen Vertrag ab. Ich würde dir sogar empfehlen, dass in schriftlicher Form zu tun. Wichtig dabei ist, dass das Ziel das du in diesem Vertrag definiert ist auch wirklich realistisch zu erreichen ist. Setze die Messlatte lieber etwas tiefer an, dann kann es weniger passieren, dass Du mal einen Tag auslässt. Schreibe also in diesem Vertrag lieber: „ich gehe ab heute jeden Tag 15 Minuten Joggen" anstatt „ich gehe ab heute jeden Tag 45 Minuten Joggen". 15 Minuten pro Tag laufen zu gehen, wird wohl für jeden noch so gestressten Menschen möglich sein. Wenn

Dir nach mehr ist, kannst Du auch gerne länger laufen. Vermutlich wirst Du größtenteils ohnehin Deine 45 Minuten laufen, aber alleine zu wissen das 15 Minuten ausreichen hilft Dir schon bei der Erfüllung Deines mit Dir selbst geschlossenen Vertrages.

7. Belohnung! Feiere auch die kleinen Schritte einer Veränderung. Wenn Du bereits seit einer Woche täglich joggst, gönne Dir eine Belohnung. Eine Massage, ein Tee, etwas was Dir gut tut und Dich motiviert weiter zu machen.

8. Plane unvorhergesehenes ein! Was machst Du, um bei dem oben genannten Beispiel zu bleiben, wenn es regnet? Unvorhergesehener Besuch kommt? Mache Dir für alles einen Plan B, um dranzubleiben.

9. Beginne jetzt! Es hört sich jetzt für Dich vielleicht sehr eigenartig an, aber die meisten Ziele werden nicht erreicht, weil schlicht und einfach nicht damit begonnen wird sie zu realisieren. Der Grund dafür ist ganz einfach das aufschieben. Nein, heute beginne ich nicht mit dem Joggen, heute ist es viel zu kalt. Nein heute auch noch nicht, das würde mich einfach viel zu sehr stressen. Nein, heute machen wir doch diesen herrlichen Familienausflug, ich starte einfach morgen damit. Du siehst worauf ich hinaus will. Es wird immer wieder aufgeschoben und aufgeschoben und aufgeschoben. Und je länger du dieses Ziel vor Dir herschiebst, umso weniger wird seine magnetische Anziehungskraft. Deswegen verpflichte Dich heute noch mit der Realisierung eines Zieles zu beginnen, noch besser jetzt sofort! Es gibt keine Ausreden, denn wenn Du nicht jetzt sofort bereit bist Dein Ziel zu realisieren, hast Du es schlicht und einfach nicht weit genug oben auf der Prioritätenliste. Worauf wartest Du noch? Sind die neuen Gewohnheiten etabliert, sollten wir uns auch darüber bewusst werden, dass es uns dennoch schwerfällt die alten abzulegen.

പ്രരു

Im nächsten Schritt geht es um die Gedanken, aus ihnen entstehen letztendlich unsere Glaubenssätze und Gewohnheiten. Denn Glaubenssätze entstehen immer durch unsere Gedanken.

Wie wäre es mal wieder mit einer kleinen Geschichte: *Was ist die Alternative?*

Ein Mann kam zum Rabbi und fragte: "Rabbi, sag mir bitte: Was ist eine Alternative?" Der Rabbi zögerte etwas, studierte aufmerksam das Gesicht des Fragenden und sprach dann: "Eine Alternative? Nun, das ist nicht so einfach. Ich will dir ein Beispiel geben: Angenommen, nur einmal angenommen, Du hast ein Huhn. So ein Huhn kannst du schlachten, und dann hast Du eine schöne Hühnersuppe oder einen Hühnerbraten. Du kannst allerdings auch warten, bis dein Huhn ein Ei legt. Dann hast du ein Huhn und ein Ei." "Aha", sagte der Fragende und ein erkennendes Leuchten zeigte sich auf seinem Gesicht, "das ist also eine Alternative." "Moment, warte mal ab", sagte der Rabbi, "die Geschichte ist noch nicht zu Ende. Nehmen wir einmal mal an, du entscheidest dich fürs Eierlegen. Dann hast du irgendwann ein Huhn und ein Ei. So ein frisches Ei, das gibt ein schönes Frühstücksei. Oder du kannst das Huhn natürlich auch brüten lassen. Dann hast du irgendwann zwei Hühner." Die Augen des Fragenden leuchteten auf: "Aha, das ist also eine Alterna..." "Moment, Moment", unterbrach ihn der Rabbi. "Die Geschichte ist noch nicht zu Ende. Nehmen wir an, du entscheidest dich fürs Brüten. Dann hast du also zwei Hühner und irgendwann hast du acht Hühner und später dann sogar über 100. Wenn jemand 100 Hühner hat, dann kann er sich überlegen, ob es nicht Zeit ist, eine Hühnerfarm zu errichten. Bei einer Hühnerfarm gibt es nun wieder unterschiedliche Möglichkeiten. Ich kann natürlich so eine Farm neben meinem Wohnhaus bauen. Das hat gewisse Vorteile: Man ist dicht dabei, man überblickt alles und man hat immer die ganz frischen Eier. Allerdings sollte man die Geruchsbelästigung in Betracht ziehen. Die andere Möglichkeit ist, ins nahe gelegene Flusstal zu gehen. Dort haben die Hühner ideale Bedingungen, frisches Wasser und saftiges Gras. Allerdings - man ist natürlich nicht dabei. Vielleicht kommt nachts einmal der Fuchs oder ein Marder, und eines Morgens sind alle Tiere tot." "Aha, das also ist... " "Moment, Moment", sagte der Rabbi, "nicht so schnell, denn die Geschichte ist noch nicht zu Ende. Nehmen wir mal an, du entscheidest dich für das Flusstal. Die Hühner haben ideale Bedingungen und die Farm wächst und gedeiht: 100 Hühner, 200 Hühner, 500 Hühner und schließlich über 1000 Hühner. Das wird die größte und beste Hühnerfarm weit und breit. Dann beginnt es irgendwann zu regnen. Es regnet und regnet und regnet. Das ist sehr ungewöhnlich für diese Region. Aber es regnet und hört nicht mehr auf. Das Wasser des Flusses steigt und steigt und steigt. Und schließlich überflutet das Wasser die Dämme und damit auch deine Hühnerfarm und alle Hühner sind tot." An dieser Stelle stoppte der Rabbi unvermittelt und schwieg. Der Mann wartete ein Weilchen und fragte dann ratlos: "Na und? Wo ist jetzt hier die Alternative... ?" Der Rabbi antwortet: "Die Alternative? Enten, mein Lieber, Enten!"

꧁꧂

Gewöhnlich beachten wir unser Denken relativ wenig. Unser Augenmerk liegt auf unseren Gefühlen. Selbst wenn wir sehr starke negative Gefühle verspüren, kommen wir häufig gar nicht auf die Idee, nach unseren Gedanken zu schauen. Das ist schade, denn unsere Gedanken spielen eine sehr große Rolle für unsere Gefühle. Über eine Veränderung unserer Gedanken können wir auch unsere Gefühle beeinflussen.

Günstiges und ungünstiges Denken

In jedem Augenblick unseres Lebens bewerten wir uns und die Ereignisse um uns herum. Oft sind wir uns dieser Gedanken nicht bewusst, die Bewertungen sind jedoch für unser Überleben notwendig. Die

Einschätzung einer Situation unterliegt unserem persönlichen Filter und ist somit niemals wirklich objektiv. (Erinnere Dich erneut an die Geschichte "der Elefant" aus dem ersten Teil des Buches). Wir sehen z.b. eine Gefahr, wo keine vorliegt, oder übertreiben das Ausmaß der Gefahr. Und wir unter- oder überschätzen unsere Bewältigungsmöglichkeiten. Wie sehen uns selbst negativ und schwächen dadurch unser Selbstwertgefühl. Wir übertreiben das Ausmaß eines Fehlers oder sehen eine Kritik als vernichtende Katastrophe. Unser Denken ist gefärbt und entspricht der persönlichen Vorgeschichte. Die Folgen sind, dass wir uns z.b. schlechter fühlen, als es in den betreffenden Situationen sein müsste.

- Wir haben Angst, wo keine Gefahr besteht.

- Wir meiden Situationen oder flüchten aus Situationen, die nicht gefährlich sind.

- Wir betäuben unsere negativen Gefühle mit Suchtmitteln, wo es keinen Grund für diese Gefühle gibt.

- Wir fühlen uns verletzt und gekränkt, wenn ein anderer uns seine Meinung sagt.

- Wir fühlen hoffnungslos, obwohl es Lösungen für unser Problem gibt.

- Wir fühlen uns minderwertig, obwohl wir liebenswert sind.

Es bedarf in jede dieser Situationen der Achtsamkeit, unser Denken und die dahinter steckenden Gefühle mit ihren Glaubenssätzen zu erkennen und der Situation angemessen zu reagieren. Günstiges Denken ist ein achtsames denken, welches uns hilft uns besser zu fühlen und so zu verhalten wie wir es möchten. Umgekehrt sieht ungünstiges Denkens so aus:

- Es beruht nicht auf Tatsachen sondern auf unserer persönlichen Meinung oder Vermutung.

- Es verursacht uns negative übertriebene Gefühle und hindert uns daran, uns so zu fühlen und zu verhalten, wie wir es möchten.

Wichtig ist auch hier erneut die Achtsamkeit und die innere Gelassenheit in der Situation zu bewahren und zu entdecken, was sich hinter unseren Gefühlen und Gedanken verbirgt. Der nächste Schritt ist dann sich zu fragen: **Wie muss ich denken, um mich so zu fühlen und zu verhalten, wie ich es möchte?** Mit Hilfe dieser Frage finde dann hilfreiche und der Situation angemessene Gedanken. Dies erscheint ganz einfach, mir ist jedoch bewusst, dass es sehr komplex ist. Wir immer und immer wieder achtsam bleiben müssen. Dies gelingt mir nur, wenn ich mir die Zeit nehme „Gedankenhygiene" zu machen. Also regelmäßig meditiere. Deshalb tun wir uns mit dieser Frage manchmal etwas schwer, weil wir von unseren negativen Gedanken überzeugt sind und sie bereits sehr lange denken. Wir können uns dann andere Menschen, die dieses Problem nicht haben oder bereits überwunden haben, als Vorbild nehmen und fragen, wie diese die Situation bewerten.

"Es sind nicht die Dinge, die Sie beunruhigen, sondern Ihre Sicht der Dinge.", das sagte bereits der griechische Philosoph Epiktet.

Die Bedeutung, die Du einer Sache gibst, bestimmt wie Du Dich fühlst. Es sind immer Deine ganz persönlichen Ansichten über die Wirklichkeit, mit denen Du Dich in Schwierigkeiten bringst. Würden wir die Dinge immer so sehen können, wie sie sind, dann hätten wir keine Probleme. Wenn Du zum Beispiel sagst: "Das ist ein langweiliger Sonntag", dann drückst Du damit Deine Meinung über diesen Tag aus. Der Tag als solcher ist weder langweilig, noch aufregend. Wenn Du von jemandem behauptest, er lege ein schlechtes Benehmen an den Tag, dann ist das ebenso Deine persönliche Meinung. Du hast eine bestimmte Vorstellung, wie gutes und schlechtes Benehmen aussieht, und beurteilst danach das Verhalten der anderen. Deine Vorstellung, was ein gutes und schlechtes Benehmen ist, ist jedoch Deine ganz persönliche Ansicht, die Du vielleicht von Deinen Eltern übernommen haben. Es mag sein, dass viele Menschen Deine Meinung teilen, aber das ändert nichts daran, dass ein Benehmen im Grunde genommen weder gut, noch schlecht ist.

Immer dann, wenn Du also Gefühle verspürst, die Dich lähmen und daran hindern, so zu leben, wie Du möchtest, dann stimmen Deine Ansichten nicht mit der Wirklichkeit überein. Du siehst Dich und die Dinge durch Deine Einstellungs-Brille, die die Wirklichkeit verzerrt. Wenn Du Gefühle des Unglücklichseins, der Angst, der Verzweiflung und des Ärgers vermeiden oder überwinden wollen, dann solltest Du Dein Denken an den Tatsachen orientieren. Stelle Dir immer dann, wenn Du Dich schlechter fühlst, als Du es möchtest, die Fragen:

Entspricht mein Gedanke den Tatsachen?

Stimmt das wirklich oder ist das nur meine persönliche Meinung?

Gibt es Beweise, dass es eine Tatsache ist?

Gebe Dir auf die Frage "Entspricht mein Gedanke den Tatsachen?" eine ehrliche Antwort. Kannst Du die Frage mit "Nein" beantworten, zeigt Dir das, dass Du übertrieben hast. Du hast die Sache dramatisiert und schlimmer gemacht, als sie in Wirklichkeit ist. Und da Deine Gedanken Deine Gefühle bestimmen, hast Du also auch negative oder schlimmere Gefühle, als sie der Situation angemessen sind. Der häufigste Grund, warum Menschen in eine Therapie gehen oder ihr

Leben verändern wollen, ist der, dass sie sich nicht so fühlen, wie sie sich fühlen möchten. Negative Gefühle sind wie körperliche Schmerzen ein Warnzeichen. Während körperliche Schmerzen Dir gewöhnlich anzeigt, dass in Deinem Körper etwas nicht richtig funktioniert, sind negative Gefühle ein Hinweis darauf, dass Du etwas negativ bewertest. Wenn Du Dich als minderwertig ansiehst, dann ist es vollkommen normal, dass Du deprimiert bist und Dich minderwertig fühlst. Wärst Du bei solch negativen Gedanken guter Dinge, dann wäre das ein sicherer Hinweis darauf, dass etwas mit Deinem Gehirn nicht in Ordnung ist. Solange Du Dich bei solchen und anderen negativen Gedanken schlecht fühlst, bist Du völlig gesund und normal.

Negative Gedanken verhindern aber auch, dass Du Dich so verhalten kannst, wie Du es möchtest. Sie führen dazu, dass Du vielleicht "Ja" sagst, obwohl Du eigentlich "Nein" sagen möchtest, oder dass Du Deine Meinung nicht sagst oder Deine Wünsche nicht äußerst, weil Du befürchtest, abgelehnt oder ausgelacht zu werden. Eine andere Auswirkung negativen Denkens kann sein, dass Du nicht das tust, wozu Du Lust hast, weil Du befürchtest, von anderen kritisiert zu werden, und dass Du Dich nicht durchsetzen kannst. Negative Gedanken erschweren es Dir auch, Neues zu wagen oder friedlich mit Deinen Mitmenschen zu leben. Wenn Du Dich besser fühlen willst und mehr von dem tun möchtest, was Du für richtig und gut hälst, dann musst Du Dein Denken verändern.

Stelle Dir die Frage: **"Hilft mir der Gedanke, mich so zu fühlen und zu verhalten, wie ich es möchte?"** Ist die Antwort "Nein", dann verbanne diesen Gedanken aus Deinem Kopf. Ich weiß, dass es nicht genügt, einen negativen, übertriebenen Gedanken aus dem Kopf zu verbannen, Du benötigst zusätzlich einen alternativen Gedanken. Nach einem positiven hilfreichen Gedanken suchst Du mit der Frage: „**Wie muss ich denken, um mich so zu fühlen und zu verhalten, wie ich es möchte?**" Bevor Du die Frage beantworten kannst, musst Du Dir erneut klar darüber werden, welches Ziel Du erreichen möchtest. Hierbei solltest Du vor Augen haben, was Du ganz persönlich erreichen möchten, aber auch welche Konsequenzen dies möglicherweise bei Deinem Umfeld haben könnte. Ziele, die anderen schaden oder unerwünschte Konflikte mit ihnen auslösen, solltest Du Dir nicht auswählen. Hast Du eine passende Antwort auf diese Frage gefunden, ersetze den negativen Gedanken durch diesen eher positiven oder realistischen Gedanken - wann immer Du daran denkst. Eine andere, dennoch sehr ähnliche Herangehensweise fand ich in dem Buch von Byron Katie „the Work". Durch vier gezielte Fragen wird jeder stressauslösende Gedanke auf seinen Wahrheitsgehalt überprüft. Mir hat es zu der Erkenntnis verholfen, dass diese Gedanken tatsächlich immer meinem persönlichen Filter unterworfen sind und so konnte ich diese besser annehmen und lösen. Da sie in Fachzeitschriften und im Internet überall verbreiten werden, möchte ich diese zum näheren Verständnis hier kurz anführen. Wenn

Du Dein Wissen vertiefen möchtest, empfiehlt es sich das oben genannte Buch zu lesen, oder auch sich einen Therapeuten zu suchen, der in „the Work" ausgebildet ist. Die vier Fragen lauten:

1. **Ist das wahr?**
2. **Kannst du mit absoluter Sicherheit wissen, dass es wahr ist?**
3. **Was passiert, wenn Du diesen Gedanken glaubst?**
4. **Wer wärst Du ohne den Gedanken?**

Ergänzend hierzu noch ein hilfreicher Link:
http://thework.com/sites/thework/deutsch/

Weiter ist es mir wichtig in diesem Zusammenhang den Unterschied zwischen gesundem Denken und positivem Denken herauszufiltern. Denn gesundes Denken bedeutet nicht gleichzeitig auch positives Denken. Wir können und sollten nicht jede Situation positiv sehen. Es gibt durchaus Ereignisse, bei denen es angemessen ist, besorgt, traurig, beunruhigt oder enttäuscht zu sein. Hierzu gehört: wenn unser Partner uns verlassen hat, wir unsere Anstellung verloren oder eine ernste Krankheitsdiagnose bekommen haben. Diese Ereignisse nur positiv zu bewerten, ist in keinem Fall hilfreich. Zum einen, da uns dies kaum gelingen wird. Zum Anderen da uns eine positive Bewertung auch nicht dabei hilft, Situationen zu verändern, die wir zu unseren Gunsten verändern könnten. Im Gegenteil, sich nur einzureden, dass man heute seinen Traummann findet oder die Anstellung im Traumjob bekommt, kann zu einer großen Enttäuschung führen. Wobei ich betonen möchte, dass es genauso wenig hilft, alles negativ zu sehen, denn dann sind Angst, Frustrationen, Trauer und Wut unsere ständigen Begleiter. Sich einzureden, dass man nie mehr einen Partner oder eine Anstellung bekommen wird, würde uns im genannten Beispiel wenig helfen. Solange wir keine ernsthaften Bemühungen um Veränderung unserer Situation unternommen haben, ist dies nur einen Vermutung. Eine wirklich hilfreiche Einstellung dagen könnte die folgende sein: "Ich tue alles, um einen Partner oder eine Anstellung zu finden. Ich habe genügend anzubieten."

Gesundes Denken bedeutet somit "der Situation angemessenes" Denken. Wir unterschätzen unsere Einflussmöglichkeiten nicht, genauso wenig wie wir sie überschätzen.

༅༅

Zur Vervollständigung nun auch eine kurze Definition des positiven Denkens: Positives Denken wird in zwei sehr unterschiedlichen Kontexten gebraucht: zum einen in der "Positiven Psychologie", wo der Begriff für eine bejahende zuversichtliche Haltung steht. Zum Anderen gibt es eine eher "esoterische" Richtung, die von der Annahme ausgeht: "Wer Erfolg erwartet, der bekommt Erfolg. Wer Misserfolg erwartet, der bekommt Misserfolg". Positives Denken im psychologischen Sinne hat das Ziel, eine positive Grundhaltung zum Leben zu schaffen. Dazu gibt es vier Überzeugungen, die gestärkt werden sollen und sich gegenseitig ergänzen:

Optimismus - ich sehe das Leben positiv, ich erwarte eine positive Zukunft Kontrolle - ich kann das eigene Schicksal beeinflussen, ich bin dem Schicksal nicht einfach ausgeliefert.

Selbstwirksamkeit - ich habe die Kompetenz und die Erwartung, bestimmte Ziele erreichen zu können.

Positive Bewältigung - ich kann kritische Lebensereignisse auf positive Art bewältigen.

Positives Denken im esoterischen Sinne hat dagegen das Ziel, durch Autosuggestionen das Bewusstsein und Unterbewusstsein zu beeinflussen. Durch die so genannte "self-fulfilling prophecy", die "sich selbst erfüllenden Prophezeiung", soll positives Denken auch zu positiven Effekten führen. Ausgegangen wird von der Vorstellung, der Mensch sei programmierbar und es gebe für alle Menschen die eine "richtige Programmierung". Diese Methode des "Positiven Denkens" wird von vielen Wissenschaftlern kritisiert. Dabei wird nicht in Frage gestellt, dass eine positive und optimistische Einstellung tatsächlich glücklich machen kann und daher wünschenswert ist. Hinterfragt wird jedoch die Wirksamkeit der

Autosuggestion sowie das zugrundeliegende Menschenbild.

Im nächsten Kapitel greife ich nun den Gedanken wieder auf, dass unsere Gedanken die Gefühle beeinflussen und gehe hierauf näher ein.

෴

Insel der Gefühle

Vor langer Zeit existierte einmal eine wunderschöne, kleine Insel. Auf dieser Insel waren alle Gefühle der Menschen zu Hause: Der Humor und die gute Laune, die Traurigkeit und die Einsamkeit, das Glück und das Wissen und all die vielen anderen Gefühle. Natürlich lebte auch die Liebe dort. Eines Tages wurde den Gefühlen jedoch überraschend mitgeteilt, dass die Insel sinken würde. Also machten alle ihre Schiffe seeklar, um die Insel zu verlassen. Nur die Liebe wollte bis zum letzten Augenblick warten, denn sie hing sehr an ihrer Insel. Bevor die Insel sank, bat die Liebe die anderen um Hilfe. Als der Reichtum auf einem sehr luxuriösen Schiff die Insel verließ, fragte ihn die Liebe: "Reichtum, kannst du mich mitnehmen?" "Nein, ich kann nicht. Auf meinem Schiff habe ich sehr viel Gold, Silber und Edelsteine. Da ist kein Platz mehr für dich." Also fragte die Liebe den Stolz, der auf einem wunderbaren Schiff vorbeikam. "Stolz, bitte, kannst du mich mitnehmen?""Liebe, ich kann dich nicht mitnehmen", antwortete der Stolz, "hier ist alles perfekt und du könntest mein schönes Schiff beschädigen." Als nächstes fragte die Liebe die Traurigkeit: "Traurigkeit, bitte nimm du mich mit." "Oh Liebe", sagte die Traurigkeit, "ich bin so traurig, dass ich allein bleiben muss." Als die gute Laune losfuhr, war sie so zufrieden und ausgelassen, dass sie nicht einmal hörte, dass die Liebe sie rief. Plötzlich aber rief eine Stimme: "Komm Liebe, ich nehme dich mit." Die Liebe war so dankbar und so glücklich, dass sie ganz und gar vergaß, ihren Retter nach seinem Namen zu fragen. Später fragte die Liebe das Wissen: "Wissen, kannst du mir vielleicht sagen, wer es war, der mir geholfen hat?" "Ja sicher", antwortete das Wissen, "das war die Zeit.""Die Zeit?" fragte die Liebe erstaunt, "Warum hat mir die Zeit denn geholfen?" Und das Wissen antwortete: "Weil nur die Zeit versteht, wie wichtig die Liebe im Leben ist."

(Herkunft und Verfasser unbekannt)

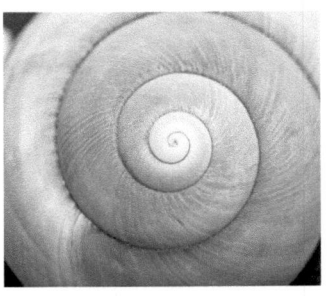

Wie Gefühle entstehen - das ABC der Gefühle

Gefühle begleiten uns jeden Tag. Manchmal machen sie sich bemerkbar, manchmal bleiben sie im Hintergrund und wir beschreiben diesen Zustand dann mit Worten wie z.B: "Ich fühle mich normal." Vielleicht hast Du bisher Gefühle als etwas Unkontrollierbares erlebt, etwas das Dich überfällt und dem Du hilflos ausgeliefert sind? Deshalb stelle ich Dir nun das Konzept der kognitiven Verhaltenstherapie aus dem Buch „mentales Stressmanagement mit Yoga" vor. Dies erklärt wie Gefühle entstehen. Wenn ich Dich fragen würde, wie Ärger entsteht, dann würdest Du mir wahrscheinlich antworten: "Ganz einfach, ich ärgere mich, wenn mir etwas nicht passt." Du empfindest in dem nörgelnden Partner, dem ungehorsamen Kind, der ungerechten Kritik des Chefs oder dem trödelnden Autofahrer vor Dir, den Auslöser für Deinen Ärger. Du glaubst, dass andere Dir Angst oder Dich traurig machen können. Du bist der Überzeugung, dass bestimmte Situationen Dich aufregen oder krank machen. Du bist der Meinung, dass andere Dich emotional verletzen oder aufregen können.

Wenn nun aber andere die Auslöser für Deine Reaktionen sind, dann hättest Du keinen Einfluss auf Deine Gefühle. Die anderen können dann negative Gefühle in Dir hervorrufen, wann immer sie wollen. Du wärst somit das Opfer der Lebensumstände und Deines Umfelds. Glücklicherweise ist dem nicht so.

Wir können wieder lernen über unsere Gefühle selbst bestimmen. Und dann agieren statt nur zu reagieren!

Wenn wir also auf Schwierigkeiten stoßen, in Unruhe und Kümmernis geraten, dann wollen wir die Schuld niemals auf einen anderen schieben, sondern nur auf uns selbst, das heißt auf unsere Meinung von den Dingen. Wie schon geschrieben: **Du fühlst, wie Du denkst.** Es ist immer Deine ganz persönliche und subjektive Bewertung, die die darüber entscheidet, wie Du Dich fühlst! Nur so ist es zu erklären, dass zwei Menschen ein und dieselbe Erfahrung machen und dennoch verschieden darauf reagieren. Dies lässt sich durch das so genannte „ABC der Gefühle" besser verdeutlichen: Unsere Gefühle entstehen nach diesem ABC der Gefühle. Jedes Mal, wenn Du traurig, verärgert, froh, eifersüchtig, neidisch oder ängstlich bist, hast Du zuerst etwas wahrgenommen. Du hast etwas gesehen, gehört, gespürt, geschmeckt, gerochen, hast Dich an vergangene Ereignisse erinnert oder Dir Ereignisse in der Zukunft vorgestellt. **Dies wird als A bezeichnet:** Anlass oder auch aktivierendes Ereignis.

Dann hast Du Deine Wahrnehmung mehr oder weniger bewusst als positiv, neutral oder negativ für Dich als Person bewertet. **Das ist B:** Bewertung.

Und aus dieser Bewertung **folgt C:** Konsequenz (Consequence) (Gefühle, Körperreaktionen und Verhalten.) Du fühlst Dich traurig, verärgert, ängstlich, froh, oder irgend etwas anderes. Dein Herz beginnt zu rasen. Du beginnst zu schwitzen, schneller zu atmen, erröten oder zu zittern. Du flüchtest aus der Situation, schreist Dein Gegenüber an, oder machst etwas anderes. Wenn wir geistig gesund sind, versteckt sich somit immer eine Ursache hinter unseren Gefühlen.

Zudem gilt: Negative Gedanken führen zu negativen Gefühlen. Positive Gedanken führen zu positiven Gefühlen. Neutrale Gedanken führen zu neutralen Gefühlen. Es sind Deine negativen Gedanken, die Dich deprimieren, ängstlich, eifersüchtig und ärgerlich machen, minderwertig und schuldig fühlen lassen. Es sind Deine positiven Gedanken, die Dich glücklich und froh machen, Dich und andere Menschen lieben lassen, zufrieden machen. Es sind Deine neutralen Gedanken, die Dich ruhig und ausgeglichen machen, einen kühlen Kopf bewahren lassen. Das ABC der Gefühle ist der Schlüssel zum Verständnis Deiner Gefühle und der Gefühle anderer Menschen. Es erklärt auch, weshalb wir nach einem negativen Erlebnis, auf das wir zunächst sehr ärgerlich oder traurig reagiert haben, mit der Zeit weniger heftig reagieren können - nämlich dann, wenn wir unsere Bewertung verändert haben. Und wir können gut nachvollziehen, weshalb sich unterschiedliche Menschen in ein und derselben Situation ganz unterschiedlich fühlen.

Wie hilft uns dieses Wissen nun weiter? Im ersten Schritt rufen wir uns in Erinnerung, dass unsere Gefühle durch die eigene Bewertungen entstehen.

Was auch immer passiert, wir haben Einflussmöglichkeiten auf unsere Gefühle und körperlichen Reaktionen. Wenn wir uns dabei ertappen, dass wir Andere oder die Umstände dafür verantwortlich machen, wie wir uns fühlen, dann korrigieren wir uns sich sofort und sagen: "Ich mache mich ängstlich, ärgerlich, traurig, usw. Es sind meine Gedanken, mit denen ich mir das Leben schwer mache."

Hier gilt das gleiche wie bei den Gewohnheiten: wir werden uns viele Male korrigieren müssen, bis wir eine Einstellung in diesem Punkt geändert haben! Die Angewohnheit, andere für unsere Gefühle verantwortlich zu machen, ist so fest eingefahren, dass wir energisch dagegen angehen müssen. Der zweite Schritt ist dann jede Gelegenheit zu nutzen, um Bekannten und Freunden das ABC der Gefühle zu erklären. Das ist einer der besten Wege, um festzustellen, ob man etwas verstanden hat. Dabei wirst Du die Entdeckung machen, dass Du dadurch mehr lernst als Deine Bekannten, denen Du Dein Wissen vermitteln willst. Im dritten Schritt üben wir uns darin, Situationen mit dem ABC der zu analysieren. Wir erstellen für die Situationen, für die wir uns schlecht fühlen ein ABC der Gefühle. Am besten ist es, sich dies in das für dieses Buch vorgeschlagene Übungs-Heft einzutragen.

Notiere in kurzen Worten unter **A, den Anlass**, also das was vorgefallen ist. Was hast Du gesehen, gehört, wahrgenommen? Wer war anwesend? Was ist passiert? Erinnere Dich daran, dass Du unter A nur das aufführen sollst, was eine Kamera aufnehmen könnte.

Unter **B, Deine Bewertung**, schreibe die Gedanken, die Dir in dieser Situation durch den Kopf gingen: Wie hast Du das Ereignis bewertet? Positiv, neutral, negativ? Was bedeutet das für Dich? Welche Schlussfolgerung hast Du daraus gezogen?

In die Rubrik **C gehören Deine Gefühle**, körperlichen Reaktionen und Dein Verhalten: Welche Gefühle hast Du verspürt? Was hast Du im Körper verspürt? Was hast Du in der Situation getan?

Im vierten Schritt überprüfst Du Deine Gedanken mit den zwei Fragen für gesundes Denken: Entsprechen meine Gedanken den Tatsachen? Helfen mir meine Gedanken, mich so zu fühlen und zu verhalten, wie ich es möchte?

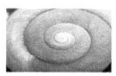

Wenn Du erkennst, dass Deine Gedanken nicht den Tatsachen entsprechen und Dir auch nicht hilfreich sind dann suche nach alternativen hilfreichen Gedanken, indem Du Dir die Frage stellst:

Wie muss ich denken, um mich so zu fühlen und verhalten, wie ich es möchte?

Im letzten Schritt trainierst Du die neuen hilfreichen Gedanken in der Vorstellung und im Alltag. Unsere Gedanken sind im Grunde nichts anderes als Gewohnheiten die es zu ändern gilt. Und wie wir diese ändern können, haben wir bereits im letzten Kapitel erfahren.

෴

In Zusammenhang mit den Gefühlen sind jedoch auch unsere Einstellungen von Bedeutung. Hierzu nun mehr: Wenn Du etwas lange genug übst, dann entwickelst Du in dieser Tätigkeit eine gewisse Fertigkeit, damit meine ich, dass Dir diese leicht von der Hand geht. Das trifft nicht nur auf Tätigkeiten wie das Autofahren oder Deine tägliche Arbeit zu, sondern auch auf Dein Denken und Fühlen. Wenn Du Dir in derselben Situation immer wieder die gleichen Gedanken machst, dann entwickelst Du die Gewohnheit, in dieser Situation automatisch mit bestimmten Gedanken und Gefühlen zu reagieren.

Diese Verbindung zwischen einer bestimmten Situation und bestimmten Gedanken gilt als Einstellung. Einstellungen erkennen wir daran, dass wir, wenn wir etwas wahrnehmen (A), unmittelbar darauf gefühlsmäßig und/oder mit einem bestimmten Verhalten (C) reagieren, ohne dass wir uns bewusst etwas zu sagen scheinen.

Wenn Du Autofahrerin bist, dann bist Du, ohne es zu wissen, ein Experte auf dem Gebiet der Einstellungen. Vielleicht erinnerst Du Dich noch an Deine ersten Fahrstunden. Wenn Du Dich so verhalten hast wie die meisten Menschen, dann hast Du Dir während der ersten Stunden ständig Anweisungen gegeben, was Du als nächstes tun willst. Du sagtest zum Beispiel: „Jetzt muss ich kuppeln, jetzt den Gang einlegen, jetzt blinken",... ! Wenn Dich jemand während dieser Anweisungen angesprochen hat oder Dich mit Dir unterhalten wollte, dann hast Du vermutlich die Hälfte nicht verstanden. Du warst zu sehr damit beschäftigt, was Du Dir als nächstes sagen wolltest. Mit zunehmender Fahrpraxis aber hast Du Dir weniger und weniger bewusst Anweisungen gegeben. Nach einiger Zeit hast Du vermutlich alles andere gemacht, als bewusst an das zu denken, was Du tun musst, um korrekt zu fahren. Wenn Du nun im Auto unterwegs bist, wirst Du Dich vielleicht mit jemand unterhalten, Pläne schmieden oder Dich in Gedanken mit anderen Dingen beschäftigen. Die Tatsache, dass Du Dir Deiner Anweisungen nicht mehr bewusst bist, heißt jedoch nicht, dass sie nicht mehr vorhanden sind. Sie sind noch vorhanden, aber im Unterbewusstsein abgespeichert. Wären sie nicht mehr vorhanden, müsstest Du Dir wieder ganz bewusst, so wie in den ersten Fahrstunden, Anweisungen geben. Deine Fahranweisungen wurden zu Einstellungen, da Du Dir immer und immer wieder in ein und derselben Situation, in diesem Fall beim Autofahren, dieselben Gedanken gemacht hast. Ebenso, wie Du Dir durch ständiges Üben Deine

Fahranweisungen eingeprägt hast, dass diese Dir heute nicht mehr bewusst sind, hast Du Dir im Laufe Deines Lebens die meisten Einstellungen angeeignet.
Einstellungen bestimmen nicht nur Deine Handlungen. Sie sind auch die Ursache dafür, dass Du in bestimmten Situationen immer wieder mit den gleichen Gefühlen reagierst. Beispielsweise reagierst Du wie die meisten Menschen wahrscheinlich auf das Lächeln eines anderen auch mit einem Lächeln und Du fühlst Dich wohl dabei. Dies kommt daher, dass die meisten von uns als Kinder gelernt haben, das Lächeln eines anderen als etwas Positives zu bewerten. Wir lernten ein Lächeln gleichzusetzen mit: "Der mag mich, ich gefalle ihm, ich bin ihm sympathisch, es gefällt ihm, was ich tue", oder ähnliches. Lächeln ist also gleichbedeutend mit Sympathie und damit etwas Positives. Heute denken wir automatisch und damit unbewusst, dass ein Lächeln etwas Positives bedeutet, reagieren darauf mit einem guten Gefühl und erwidern das Lächeln. Dass Dein Lächeln eine Frage der Einstellung und keine Frage der Vererbung ist, kannst Du daran sehen, dass Du bei Menschen, auf die Du "nicht gut zu sprechen" bist, das Lächeln nicht erwiderst. Du wirst vielleicht auch dann das Lächeln nicht erwidern, wenn Du der Meinung bist, der andere führe etwas im Schilde und wolle Dich durch sein Lächeln täuschen oder reinlegen. Viele der Einstellungen, die Du im Laufe Deines Lebens erwirbst, sind hilfreich und in Deinem besten Interesse. Manche der Einstellungen sind aber auch dafür verantwortlich, dass Du:

- Deine Gesundheit vernachlässigst,
- nicht das erreichst, was Du gerne erreichen möchtest,
- nicht die Art von Beziehungen haben kannst, die Du Dir wünschst.
- Du unglücklich und unzufrieden bist.

Ein Beispiel hierfür ist der Ärger vieler Menschen, wenn etwas nicht nach ihren Vorstellungen verläuft, wenn sie einem anderen etwas erklären und dieser es auch nach dem dritten Mal nicht verstanden hat. Viele verlieren dann die Geduld und werden wütend. Was tatsächlich passiert ist, dass sie die Einstellung haben, jemand müsste doch spätestens nach der dritten Erklärung den Sachverhalt verstehen. Tut er das nicht, dann muss er wohl blöd sein, und man sollte sich nicht mit ihm abgeben müssen. Wenn Du diese Menschen fragst, was sie sich gedacht haben, als sie so ärgerlich wurden, dann werden Dir manche antworten: "Ich weiß auch nicht. Ich musste mir mal Luft machen". Obwohl sich diese Menschen ihrer Ärger erzeugenden Gedanken nicht mehr bewusst sind, sind diese die Ursachen für ihren Ärger. Wenn Du also den Eindruck hast, nichts gedacht zu haben, dann liegt das daran, dass Du eine Einstellung entwickelt hast und Dir Deiner Gedanken nicht mehr bewusst bist. Durch die in der Meditation entstehende Selbstbeobachtung kannst Du auch hier lernen, Dir Deine Gedanken wieder bewusst zu machen und Verantwortung für Deine Gefühle zu übernehmen.

Ruhepunkte - Was gibt mir Kraft um durchzuhalten?

Angst vor dem Ertrinken

Der Meister hatte mit seinen jungen Schülern einen Ausflug gemacht. Zur Rast setzen sie sich an das Ufer eines Flusses, das steil hinab ging. Einer der Schüler fragte: "Sag Herr, wenn ich nun abrutschen würde und in den Fluss falle, müsste ich dann ertrinken?" "Nein" antwortete der Meister "Du ertrinkst nicht, wenn du in den Fluss fällst - du ertrinkst nur dann, wenn du drin bleibst.

ೞ೮

Die Veränderungen, welche wir durchgehen, macht den Pilgerweg oft beschwerlich. Auch wenn wir in den vergangenen Kapiteln viele Hilfsmittel kennen lernten die uns unterstützen, so ist dies doch ein Weg der gegangen werden muss. Kennst Du die Tage an denen Dich dabei der "Blues" überfällt? Auf dem Pilgerweg sind es für mich diese, wenn wir wieder ein besonders schweres Stück unseres Weges vor uns haben, einen Glaubenssatz finden, den es zu wandeln gilt. Es gibt ein chinesisches Stichwort hierzu:

> *Das Leben ist wie ein Fluss,*
> *manchmal fließt er langsamer,*
> *manchmal schneller,*
> *aber nirgends kann man ihn aufhalten.*

Annehmen dessen was ist und sich Übungen aus den vergangenen Kapiteln zu Hilfe nehmen. Mir tun hier vor allem Atemübungen gut. Mein Geist wird beschäftigt mit zählen, ich werde ruhiger und kann so die Herausforderungen besser annehmen. Dazu das Karana für Kraft und Stärke und schon wird es etwas leichter.

Wie ist es bei Dir?
Kennst Du diese Situationen?

Schreibe Dir in Dein Arbeitshft, was Du tun kannst:

Die Arbeit an mir selbst ist immer wieder anstrengend. Manchmal war und ist es mir regelrecht zu viel weiter zu gehen. Die Lebensfreude war dahin. Aus diesem Grund habe ich versucht abschließend auch für solchen Tage Anregungen zu finden.

Worte von Hermann Hesse:

"Es gibt keine Pflicht des Lebens,
es gibt nur eine Pflicht des Glücklichseins.
Dazu allein sind wir auf der Welt, und mit
aller Pflicht und aller Moral und allen Geboten
macht man einander selten glücklich,
weil man sich selbst damit nicht glücklich
macht.
Wenn der Mensch gut sein kann,

so kann er es nur, wenn er glücklich ist,
wenn er Harmonie in sich hat, also wenn er liebt.
dies war die Lehre, die einzige Lehre in der Welt;
dies sagte Jesus, dies sagte Buddha, dies sagte Hegel.
Für jeden ist das einzig Wichtige auf der Welt
sein eigenes Innerstes, seine Seele, seine
Liebesfähigkeit.
Ist die in Ordnung, so mag man
Hirse oder Kuchen essen,
Lumpen oder Juwelen tragen,
dann klingt die Welt mit der Seele rein zusammen,
ist gut, ist in Ordnung."

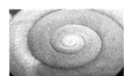

Ruhe und Kraft durch mehr Lebensfreude

Was kannst Du nun zusätzlich zu den im Buch vorgeschlagenen Übungen tun? Nicht jeden Tag scheint die Sonne und auch wir empfinden nicht jeden Tag die gleiche Leichtigkeit. Manchmal scheint es, dass unser Lebensfluss buchstäblich ins stocken gerät. Dabei wohnt der Wunsch „sich des Lebens zu und glücklich zu sein" sicherlich in jedem Menschen. Oft werden dann Wünsche genannt, deren Erfüllung zu mehr Lebensfreude führen sollen. Aber da der Mensch stets nach mehr trachtet und selten mit der aktuellen Situation zufrieden ist, wird sich auch bei deren Erfüllung keine richtige Lebensfreude einstellen. Guter Boden für Lebensfreude dagegen ist die Ausgewogenheit zwischen Wünschen, Genießen und Zufriedenheit mit dem Erreichten, mit sich selbst. Diese Balance wollen wir sicher alle erreichen. Selbst wenn dies alles andere als einfach ist. Es gibt äußere Umstände, die es einfach schwer machen, Lebensfreude zu entwickeln. (Hierzu gehört zum Beispiel eine schwere Krankheit, von der man selbst oder eine Person im persönlichen Umfeld betroffen ist und die uns Energie raubt.) Aber dennoch gibt es auch genug Faktoren, auf die wir direkten Einfluss üben und damit Platz für mehr Lebensfreude und innere Zufriedenheit schaffen können. Nachfolgend nun ein paar Anregungen dazu als Zusammenfassung und Ergänzung der Kernthemen des Buches.

1. Identifiziere Deine „Lebensfreudefresser"! Gehe den Ursachen auf den Grund, die Dir Energie rauben. Oft ist uns gar nicht bewusst, was uns schwächt. Wie immer ist es hilfreich alles aufzuschreiben. Die unerledigte Post, der Staub auf dem Wohnzimmerschrank, regelmäßige Termine und Treffen die eigentlich positiv sind. Als ich anfing aufzuschreiben, war ich überrascht, was dabei alles herauskam.

2. Nun versuche für einzelne Punkte Lösungen zu finden. Vielleicht feste Tage für die Büroarbeiten, den Staub entfernen. Ich brachte Schritt für Schritt Ordnung in meine Liste. Ohne mir zusätzliche Termine aufzuhalsen. Mit jedem Punkt, den ich erledigen konnte, ging es mir gleich viel besser. Wenn es Dir gelingt, im „kleinen" Ordnung zu schaffen, überträgt sich dies auch auf das große – auf Dein Leben. Und wie zu Beginn des Buches schon erwähnt:

Altes loslassen schafft Platz für Neues. Lass Dich überraschen, was positives in Dein Leben kommt.

3. Suche Dir ein positives Umfeld! Es gibt Menschen, in deren Gemeinschaft man sich einfach wohl fühlt, deren gute Laune und positive Grundhaltung ansteckend wirken. Es gibt aber auch jene, die schlechte Laune verbreiten und in allem etwas Negatives sehen. Auch diese Grundhaltung kann ansteckend wirken und sich auf die eigene Person übertragen. Umgibt man sich häufig mit solchen „negativen Menschen", kann das einen selbst „hinunterziehen". Deshalb solltest Du versuchen, solche Menschen am besten zu meiden, so weit dies möglich ist. Oder wenigstens ein Minimum zu reduzieren.

4. Sei Dir selbst Dein bester Freund! Akzeptiere Dich so wie Du bist mit allen Fehler und Schwächen. Sei geduldig mit Dir selbst. Denn oft liegt die mangelnde Lebensfreude in der Unzufriedenheit mit sich selbst begründet. Wir sind ständig damit beschäftigt, uns zu be- und zu verurteilen. Dies ist besonders dann der Fall, wenn wir dem Kritiker in uns eine zu große Macht zugestehen.

5. Dankbarkeit zeigen! Sei dankbar für das, was Du hast – für all die guten „Dinge", die uns täglich widerfahren. Diese Dankbarkeit hilft entscheidend dabei, den eigenen Fokus von negativ auf positiv auszurichten. Oft sind es genau die Kleinigkeiten, unscheinbare Glücksmomente, die aber in Summe das Leben so lebenswert machen und bereichern. Wenn der eigene Fokus allerdings immer auf das Negative ausgerichtet ist, das Negative also bewusst sucht, kann sich keine Lebensfreude entwickeln.

6. Genieße das Leben! Genuss nährt die Lebensfreude sehr. Wobei sich hier das Genießen auf alles bezieht, das einem gut tut, also zum persönlichen Wohlbefinden beiträgt. Genießen kann man die Lektüre eines guten Buches, ein köstliches Essen, ein Gespräch, einen Spaziergang,...! Möglichkeiten gibt es viele. Man muss sie nur suchen und sich die Zeit dafür nehmen. Denn Genießen verlangt vor allem Zeit. (Siehe auch Kapitel „Asana")

7. Verschaffe Dir regelmäßige Bewegung! Es ist wissenschaftlich erwiesen, dass regelmäßige Bewegung sich auf die Stimmung und allgemein positiv auf das Wohlbefinden auswirkt. Deshalb sollte man sich regelmäßig bewegen, am besten an der frischen Luft. Dabei muss diese Bewegung im Freien kein Sport im herkömmlichen Sinn sein. Spaziergänge in der Natur können genauso einen wertvollen Beitrag auf die positive Grundstimmung leisten. Mein persönlicher Tipp: Yoga in der Natur ist leicht durchführbar und macht viel Spaß!

8. Entspanne Dich! Eine Balance zwischen An- und Entspannung sollte angestrebt werden. Wer einen hektischen Alltag hat, wer ständig „unter Strom" steht, kann schwer abschalten. Diese permanente Anspannung raubt Kraft und Energie. Deshalb ist es wichtig, einen optimalen Ausgleich zu finden, zu entspannen. Wie oder womit das gelingt, ist sehr individuell und abhängig von den eigenen Vorlieben, wie ich schon mehrfach erwähnt habe.

9. Lächle und lache! Ein Lächeln kann die Stimmung heben. Und das nicht nur die eigene, sondern auch jener Person, der Du ein Lächeln schenkst. Es heißt nicht umsonst: „Der kürzeste Weg zwischen zwei Menschen ist ein Lächeln". Je häufiger ein freundliches Lächeln gelingt, desto eher wird sich die Stimmung Richtung positiv" wenden. Und aus einem Lächeln wächst schnell ein Lachen.

10. Probiere etwas Neues! Viele Menschen fühlen sich durch den Alltagstrott eingeengt, ihrer Lebensfreude beraubt. Dann gilt es, etwas Neues zu wagen, auszuprobieren, zu lernen. Auch neue Kontakte können das Leben ungemein bereichern. Oft ist es genau das Neue, das wieder mehr Sinn ins Leben bringt und damit mehr Freude, das eben dazu beiträgt, sich lebendiger zu fühlen.

അ⁊ി

Nun gab es noch einiges zum „Feinschliff" oder besser, um unseren Pilgerweg wirklich bis zum „Kap Finisterre" fortzusetzen. Vielleicht hattest Du bereits viele schöne Erlebnisse? Fühlst Dich ganz bei Dir, am Ziel Deiner Reise?

Mir ging es leider so, dass ich immer wieder das Gefühl habe, mich zu verlaufen. Genau in dem Moment, wenn ich anfange wieder in alte Muster abzurutschen, nicht mehr präsent bin. Und dann? Nun, ich denke nicht, dass ich deshalb den ganzen Weg noch einmal gehen muss. Es wird zudem von Mal zu Mal einfacher, da ich immer schneller erkenne, wann meine Achtsamkeit abnimmt. Ich greife den Weg dann im übertragenen Sinne an der Stelle wieder auf, finde auf den Pfad zurück. Hierzu nehme ich die Übungen, die mir am besten gefallen haben. Welche sind dies bei Dir?

Schreibe Dir Deine „Notfallkarte fürs Labyrinth":

Auch dieses Kapitel schließt mit einer Geschichte:

Die drei weisen Alten

Es war eines Tages im Frühling, als eine Frau vor ihrem Haus drei alte Männer stehen sah. Sie hatten lange weiße Bärte und sahen aus, als wären sie schon weit herumgekommen. Obwohl sie die Männer nicht kannte, folgte sie ihrem Impuls, sie zu fragen, ob sie vielleicht hungrig seien und mit hinein kommen wollten. Da antwortete er eine von ihnen: "Sie sind sehr freundlich, aber es kann nur einer von uns mit Ihnen gehen. Sein Name ist Reichtum" und deutete dabei auf den Alten, der rechts von ihm stand. Dann wies er auf den, der links von ihm stand und sagte: "Sein Name ist Erfolg. Und mein Name ist Liebe. Ihr müsst euch überlegen, wen von uns ihr ins Haus bitten wollt." Die Frau ging ins Haus zurück und erzählte ihrem Mann, was sie gerade draußen erlebt hatte. Ihr Mann war hoch erfreut und sagte: "Toll, lass uns doch Reichtum einladen". Seine Frau aber widersprach: "Nein, ich denke wir sollten lieber Erfolg einladen." Die Tochter aber sagte: "Wäre es nicht schöner, wir würden Liebe einladen?" "Sie hat Recht", sagte der Mann. "Geh raus und lade Liebe als unseren Gast ein". Und auch die Frau nickte und ging zu den Männern. Draußen sprach sie: "Wer von euch ist Liebe? Bitte kommen Sie rein und seien Sie unser Gast". Liebe machte sich auf und ihm folgten die beiden anderen. Freudig überrascht fragte die Frau die beiden Männer Reichtum und Erfolg: "Ich habe nur Liebe eingeladen. Warum wollt Ihr nun auch mitkommen?" Die alten Männer antworteten im Chor: "Wenn Sie Reichtum oder Erfolg eingeladen hätten, wären die beiden anderen draußen geblieben. Da Sie aber Liebe eingeladen haben, gehen die anderen dorthin, wohin die Liebe geht."

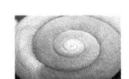

Epilog

Der Adler

Es war einmal ein Mann, der in den Wald ging, um sich einen Vogel zu fangen. Er kam mit einem jungen Adler zurück, den er dann zu seinen Hühnern in den Hühnerhof sperrte. Er gab ihm Hühnerfutter zu fressen, obwohl es sich um einen Adler handelte, dem „König der Vögel". Nach einigen Jahren kam ein Naturforscher zu Besuch. Er erblickte den Adler und rief aus: "Aber das ist doch kein Huhn dort, das ist ein Adler!" "Stimmt.", sagte der Mann, "Aber ich habe ihn zu einem Huhn erzogen. Er ist jetzt kein Adler mehr, sondern ein Huhn, auch wenn seine Flügelspanne von drei Metern hat. "Oh nein", sprach da der Forscher. "Er ist noch immer ein Adler, denn er hat das Herz eines Adlers. Und das wird ihn hoch hinauffliegen lassen in die Lüfte." Der Mann aber schüttelte den Kopf: "Nein, er ist jetzt ein richtiges Huhn und wird niemals fliegen."Die beiden Männer beschlossen, es auszuprobieren. Der Forscher ließ den Adler auf seinen Arm springen und sagte zu ihm: "Du, der du ein Adler bist, der du in den Himmel gehörst und nicht auf die Erde: breite deine Schwingen aus und fliege!"Der Adler saß auf dem gestreckten Arm des Forschers und blickte um sich. Hinter sich sah er die Hühner nach ihren Körnern picken und sprang zu ihnen hinunter. Der Mann lachte und sagte: "Wie ich es sagte: er ist jetzt ein Huhn." " Nein", sagte der *andere, "er ist ein Adler. Versuche es morgen noch einmal."Am anderen Tag stieg er mit dem Adler auf das Dach des Hauses, hob ihn empor und sagte: "Adler, der du ein Adler bist, breite deine Schwingen aus und fliege!" Aber als der Adler wieder die scharrenden Hühner im Hofe erblickte, sprang er abermals zu ihnen hinunter und scharrte mit ihnen. Da sagte der Mann wieder: "Ich habe dir gesagt, er ist ein Huhn." Doch der Forscher schüttelte den Kopf und sagte: "Nein, er ist ein Adler und er hat noch immer das Herz eines Adlers. Lass' es uns noch ein einziges Mal versuchen; morgen werde ich ihn fliegen lassen." Am nächsten Morgen stand der Forscher früh auf, nahm den Adler und brachte ihn hinaus aus der Stadt, weit weg von den Häusern an den Fuß eines hohen Berges. Die Sonne ging gerade auf und vergoldete den Gipfel des Berges. Jede Zinne erstrahlte in der Freude eines wundervollen Morgens. Er ließ den Adler wieder auf seinem Arm sitzen und hob den Arm hoch: "Du bist ein Adler. Du gehörst dem Himmel und auf die Erde. Breite deine Schwingen aus und fliege!"Der Adler blickte umher und zitterte, als erfülle ihn neues Leben, aber er flog nicht. Da ließ ihn der naturkundige Mann direkt in die Sonne schauen. Und plötzlich breitete der Vogel seine gewaltigen Flügel aus, erhob sich mit dem Schrei eines Adlers, flog höher und kehrte nie wieder zurück. Er war ein Adler, obwohl er wie ein Huhn aufgezogen und gezähmt worden war! nach James Aggrey,leicht geändert (Hinweis: Diese Geschichte stammt aus Afrika und sie endet im Orignal mit folgendem Aufruf: "Völker Afrikas! Wir sind geschaffen nach dem*

Ebenbilde Gottes, aber Menschen haben uns gelehrt, wie Hühner zu denken, und noch denken wir, wir seien wirklich Hühner obwohl wir Adler sind. Breitet eure Schwingen aus und fliegt! Und seid niemals zufrieden mit den hingeworfenen Körnern.")

௸

Nun waren wir ein langes Stück gemeinsam unterwegs. Ich wünsche mir an dieser Stelle, dass Du den größtmöglichen Nutzen daraus ziehen konntest, nun ein Leben voller Vertrauen führst. Du Dich "ganz" fühlst, Deine Kraft erkannt hast und in Deiner Mitte ruhst. Oder, so wie in der obigen Geschichte geschrieben: Ich wünsche mir, dass Du wieder zum Adler geworden bist und DEIN Leben lebst. Ebenso wünsche ich Dir, dass Du Dich gefunden hast und Deine Ziele kennst. Ein Leben voller Freude und Leichtigkeit lebst, selbst wenn es Zeiten gibt, in denen es stürmischer wird. Aber ich wünsche Dir, dass Du dann "im Auge des Orkans" ruhen kannst. Die Hilfsmittel dieses Buches kannst Du sicher immer wieder abrufen.

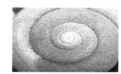

Nachdem Du Dir nun viele Gedanken über Dich gemacht hast und vielleicht auch bereits viele Änderungen Deiner Verhaltensweisen in die Wege geleitet hast, eine letzte Übung:

Meine Autobiografie:

Schreibe Deine Autobiografie. Wie sieht sie heute aus, nach all dem, was Du in den vergangen Kapiteln über Dich erfahren hast?

Ich habe mich mit den Übungen und der Philosophie des Yoga aus meinem Tief befreien können. Zurück gefunden in meine Kraft, um als „Adler" meine Schwingen auszubreiten. Die Anzahl meiner Kurse ist nun reduziert und auch im privaten Bereich konnte ich für Entlastung sorgen. Ich bin mir meines Wertes bewusst und gehe achtsamer mit meinen Energien um. Das heißt, ich gönne mir tägliche Pausen und regelmäßige Zeit zum Entspannen. Es geht mir nicht immer gut, aber es wird immer besser, denn auch mein Leben ist wie ein Fluss und somit in ständiger Bewegung!

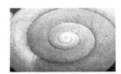

Es würde mich freuen, auch von Deinen Erfahrungen mit diesem Weg zu hören, beziehungsweise zu lesen. Unter der Mailadresse: atemmeer@web.de
bin ich für DICH zu erreichen.

Literaturverzeichnis / weiterführende Literatur

T.K.V. Desikachar, über Freiheit und Meditation - das Yoga Sutra des Patanjali, vianova

Petra Balzer de Garcia, Jakobsweg in 60 Minuten, Thiele Verlag

Wolfgang Sotill, Einfach pilgern - Auszeit für Körper und Seele, Styria

Gertrud Hirschi, Mantra-Praxis: Worte der Kraft für Gesundheit, Erfolg und spirituelle Entwicklung, Goldmann

John Streckelecky, Das Café am Rande der Welt – eine Erzählung über den Sinn des Lebens; dtv

Hans Peter Ruch, Freier Kopf offenes Herz, Via Nova

Tanja Madsen, Mentales Stressmanagement -

Yoga für den Verstand mit "the work" von Byron Katie, erschienen im Junfermann Verlag

Lucia Nirmala Schmidt, Atmen jetzt!, Nympfenburger Verlag

Dan Millman, Die vier Ziele des Lebens - Persönliche Erfüllung finden in einer Zeit des Wandels, Heyne

Marie Mannschatz, Mit Buddha zu innerer Balance - wie sie aus der Achterbahn der Gefühle aussteigen, GU Verlag

Sigrid Engelbrecht, Lass los, was dich klein macht: Die sieben Schlüssel zu mehr Selbstwertgefühl (GU Der kleine Coach)

Ros Taylor, Selbstvertrauen in sieben Tagen - Ihr Trainingsbuch für souveränes Auftreten, mvgverlag

Anna Trökes und Bettina Knöthe, Neuro-Yoga; O.W. Barth-verlag

Beate Cuson, Flow Yoga – Meditation in Bewegung; Verlag: J. Kamphausen Mediengruppe GmbH

Debbie Ford, die liebevolle Kriegerin – stehe zu Dir selbst, entdecke deine Stärke, wecke deinen Mut; Ansata books

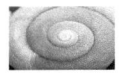

Glossar:

<u>Sivananda:</u> Swami Sivananda Saraswati war ein bekannter Yoga-Meister und Lehrer des Vedanta. Swami ist ein hinduistischer Ehrentitel und bedeutet „Meister"

<u>Ayurveda:</u> Wissen vom Leben; ist eine traditionelle indische Heilkunst, die bis heute viele Anwender in Indien, Nepal und Sri Lanka hat.

<u>Shatkarmas:</u> Reinigungsübungen des Yoga

<u>Bhagavad Gita:</u> „der Gesang des Erhabenen", verkürzt auch nur Gita, ist eine der zentralen Schriften des Hinduismus. Sie hat die Form eines spirituellen Gedichts. Der vermutlich zwischen dem fünften und dem zweiten vorchristlichen Jahrhundert entstandene Text ist eine Zusammenführung mehrerer verschiedener Denkschulen des damaligen Indien auf Grundlage der Veden, der Upanishaden, des orthodoxen Brahmanismus, des Yoga u.a.m., steht aber den Upanishaden gedanklich am nächsten. Hindus betrachten die Lehren der Bhagavad-Gita traditionell als Quintessenz der Veden

<u>Nagarjuna:</u> ca. 2. Jahrhundert) gilt als die erste historisch bedeutende Persönlichkeit im Kontext des Mahāyāna-Buddhismus.

Pali: heißt eigentlich „der Text" oder „die Zeile". Pali ist eine mittelindische Sprache, die aus dem Vedischen hervorgegangen und somit ein enger Verwandter des klassischen Sanskrit ist.

Yogi Bhajan: war der Lehrer, der Kundalini-Yoga, wie es teilweise von Sikhs praktiziert wird, im Westen bekannt gemacht hat.

Kirpal Singh: bedeutender spiritueller Meister

Über das Buch:

Yoga - ein Pilgerweg zu mir
„Auf dem Weg sein" – das ist ein Sinnbild des Pilgerns, aber auch des menschlichen Lebens. Im Pilgern wird eine uralte Sehnsucht des Menschen sichtbar: aufzubrechen, den gewohnten Alltag hinter sich zu lassen, sich in der Fremde auf Neues einzulassen, auf ein Ziel hinzugehen und reich an Erfahrungen heimzukehren. Die Menschen des Mittelalters verstanden die Pilgerschaft überwiegend als Buße. Heute bewegen die Pilger andere Fragen – wie zum Beispiel: Wie finde ich wieder zu mir selbst? Kann ich auch einfacher leben? Was ist der Sinn meines Lebens? Dieses Buch schlägt eine Pilgerschaft der anderen Art vor. Nach dem Beispiel der Autorin lässt sich die Antwort auf die Sinnsuche auch mit der uralten Tradition des Yoga finden. Um dadurch die Einheit von Körper, Geist und Seele zu erfahren. Auf dem Weg dorthin setzt man sich mit den eigenen Stärken und Schwächen auseinander. Durch die Philosophie des Yoga lernt man, diese zu erkennen und anzunehmen. Dabei helfen inspirierende Geschichten, Zitate und wissenschaftliche Erkenntnisse das Buch lebendig zu halten. Wie jede Form des pilgern so bietet hiermit auch dieses Buch eine „ganzheitlich-spirituelle Reise zu sich selbst".

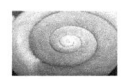

Weitere Bücher der Autorin Ute Frank:

Erwecke die Heldin in Dir mit Yoga & Pilates
Ein Weg zu Selbstvertrauen und innerer Stärke
172 Seiten, erschienen 2015 bei Books on Demand
978-3-7386-4019-9 (ISBN)

„Erwecke die Heldin" in Dir läd Dich ein, kraftvoll und selbstbewusst durch das Leben zu gehen. Lerne Dich durch Übungen aus Yoga und Pilates anzunehmen, Vertrauen in Dich zu finden und Deine innere Kraft zu spüren. Ein Übungsbuch, welches durch das gelebte Beispiel der Autorin mit vielen praktischen Vorschlägen daherkommt.

Wege aus dem Stresszyklus
mit Yoga & Pilates
200 Seiten, erschienen 2015 bei Books on Demand
978-3-7386-4012-0 (ISBN)

Wege aus dem Stresszyklus bietet körperliche und mentale Übungen an, um einen Ausstieg aus dem Hamsterrad zu finden. So werden die körperlichen Auswirkungen, wie Muskelverspanungen, flache Atmung, aufgelöst. Wege aus dem Stresszyklus durchbricht diesen und fördert so ein gutes Körpergefühl. Zudem bietet es durch mentale Übungen eine gelassene Innenschau um stressauslösende Gedanken zu identifizieren und im nächsten Schritt zu wandeln. Ein Buch für die aktive Stressprävention!

Die Heldin geht weiter – zu einem Leben in der eigenen Kraft
168 Seiten, 2016 erschienen bei BoD
978-3842335035

Dieses Buch lehrt uns, gleich der erwachten Heldin voller Präsenz und Achtsamkeit durch das Leben zu gehen. Ein Ziel definieren, auf welches wir uns ausrichten und dieses nicht aus den Augen verlieren, selbst wenn wir zwischendurch kleinere Niederlagen hinnehmen müssen.

Die Yoga-Stadt
Yoga Geschichten für Kinder
Ute Frank, Charlotte Frank (Autoren)
Buch | Softcover, 60 Seiten
2015, 2. Auflage, erschienen bei Books on Demand
978-3-7347-3003-0 (ISBN)

Yoga für Kinder stärkt das Selbstbewusstsein und fördert die Kreativität. Es hilft durch spielerische Atemerziehung, Förderung einer besseren Körperhaltung und lässt Kinder die Erfahrung der Stille machen. In lustigen Geschichten verpackt, können diese die Konzentration verbessern und sogar Ängste überwinden lernen.